当代中医外治临床丛书

内分泌疾病
中医特色外治 256 法

总主编 庞国明 林天东 胡世平 韩振蕴 王新春

主　编 庞国明 朱　璞 武洪民 马宇鹏

中国健康传媒集团
中国医药科技出版社

内 容 提 要

　　全书共分为两章，第一章为概论，对内分泌疾病中医外治法历史源流及发展、常用外治法、外治法的作用机制、提高外治法临床疗效的思路与方法及临床使用注意事项进行了系统介绍。第二章为临床应用，主要针对21种常见内分泌疾病，从古今文献遴选出256种中医特色疗法。本书适合从事中医、中西医结合内分泌专业的临床工作者参考、应用。

图书在版编目（CIP）数据

　　内分泌疾病中医特色外治 256 法 / 庞国明等主编 . — 北京：中国医药科技出版社，2021.5

　　（当代中医外治临床丛书）

　　ISBN 978-7-5214-2323-5

　　Ⅰ . ①内… Ⅱ . ①庞… Ⅲ . ①内分泌病—中医治疗法—外治法 Ⅳ . ① R259.8

　　中国版本图书馆 CIP 数据核字（2021）第 035631 号

美术编辑　　陈君杞
版式设计　　也　在

出版　**中国健康传媒集团** | 中国医药科技出版社

地址　北京市海淀区文慧园北路甲 22 号

邮编　100082

电话　发行：010-62227427　邮购：010-62236938

网址　www.cmstp.com

规格　710 × 1000mm $^1/_{16}$

印张　11

字数　172 千字

版次　2021 年 5 月第 1 版

印次　2024 年 4 月第 2 次印刷

印刷　三河市万龙印装有限公司

经销　全国各地新华书店

书号　ISBN 978-7-5214-2323-5

定价　**38.00 元**

获取新书信息、投稿、为图书纠错，请扫码联系我们。

版权所有　盗版必究

举报电话：010-62228771

本社图书如存在印装质量问题请与本社联系调换

《当代中医外治临床丛书》
编 委 会

审稿专家（按姓氏笔画排序）

王艳君　刘　俊　刘旭生　刘志龙　刘学勤

刘建芳　李　鲜　李俊德　杨国强　吴一帆

张京春　张振贤　胡学军　贾　波　倪　青

符绩雄　彭敬师　谢　胜

总　主　编　庞国明　林天东　胡世平　韩振蕴　王新春

副总主编（按姓氏笔画排序）

王宏献　王凯锋　王清峰　王喜聪　吕志刚

朱庆文　刘子明　刘世恩　刘静生　闫　镛

闫金才　李少阶　吴海明　吴德志　张　海

张景祖　陆润兰　陈中良　陈卷伟　武洪民

范志刚　姜卫中　洪新田　姚益猛　郭子华

寇绍杰　韩建涛　韩素萍　楼正亮

编　　委（按姓氏笔画排序）

弓意涵　马　贞　马宇鹏　王　珂　王　虹

王　娅　王　娟　王　康　王　琳　王　强

王　鑫　王卫国　王传海　王红梅　王志强

王利平　王银姗　尹贵锦　孔丽丽　双振伟

甘洪桥　艾为民　龙新胜　平佳宜　卢　昭
叶　钊　叶乃菁　付永祥　代珍珍　朱　琳
朱　璞　朱文辉　朱恪材　朱惠征　刘　辉
刘宗敏　刘建浩　刘鹤岭　许　亦　许　强
阮志华　孙　扶　苏广兴　李　松　李　柱
李　娟　李　慧　李　淼　李义松　李方旭
李玉柱　李正斌　李亚楠　李军武　李红梅
李宏泽　李建平　李晓东　李晓辉　李鹏辉
杨玉龙　杨雪彬　吴先平　吴洪涛　宋震宇
张　平　张　芳　张　侗　张　挺　张　科
张　峰　张云瑞　张亚乐　张超云　张新响
陈　杰　陈　革　陈丹丹　陈宏灿　陈群英
武　楠　岳瑞文　金　凯　周　夏　周克飞
周丽霞　庞　鑫　庞国胜　庞勇杰　庞晓斌
郑晓东　孟　彦　孟红军　赵子云　赵庆华
赵海燕　胡　权　胡永召　胡欢欢　胡秀云
胡雪丽　南凤尾　柳国斌　柳忠全　闻海军
娄　静　姚沛雨　钱　莹　徐艳芬　高言歌
郭　辉　郭乃刚　黄　洋　黄亚丽　曹秋平
曹禄生　龚文江　章津铭　寇志雄　谢卫平
靳胜利　鲍玉晓　翟玉民　翟纪功

编撰办公室主任　韩建涛

编撰办公室副主任　王凯锋　庞　鑫　吴洪涛

本书编委会

主　编　庞国明　朱　璞　武洪民　马宇鹏

副主编（按姓氏笔画排序）

　　　　艾为民　叶乃菁　张　芳　张俊杰

　　　　周克飞　董世旭　鲍玉晓　翟纪功

编　委（按姓氏笔画排序）

　　　　弓意涵　王　娟　王立功　王红梅

　　　　王银姗　孔丽丽　冯亚兵　刘　凯

　　　　李方旭　李红梅　肖　姗　张亚乐

　　　　张丽娟　陈丹丹　武　楠　尚玉杰

　　　　金　凯　周熠楠　郑雅芳　赵晓朦

　　　　胡　权　娄　静　徐艳芬　黄亚丽

　　　　蔡志敏　颜丽霞　瞿朝旭

良工不废外治

——代前言

  中医外治法是中医学重要的特色标志之一。在一定程度上讲，它既是中医疗法乃至中医学的起源，也是中医药特色的具体体现。中医外治法经历了原始社会的萌芽、先秦时期的奠基、汉唐时期的发展、宋明时期的丰富、清代的成熟以及当代的完善与发展。尤其是近年来，国家中医药管理局高度重视对中医外治法的发掘、整理与提升，并且将其作为中医医院管理及中医医院等级评审的考评指标之一，极大地推动了中医外治法在临床中的应用和推广。中医外治法与内治法殊途同归、异曲同工，不仅可助提临床疗效，而且可以补充内治法的诸多不足，故自古就有"良工不废外治"之说。因此，中医外治法越来越多地得到各级中医管理部门、各科临床一线医护人员的高度重视和青睐。

  近年来，中医外治法的发掘、整理、临床应用研究虽然受到高度重视，但惜于这许许多多的传统与现代新研发的外治疗法散见于各个期刊、著作等文献之中，不便广之，尤其是对于信息手段滞后及欠发达地区的基层医务人员来说，搜集资料更加困难，导致临床治疗手段更是受到了极大的限制。为更好地将这些疗法推广于临床各科，更好地弘扬中医特色外治疗法，在上海高品医学激光科技开发有限公司、河南裕尔嘉实业有限公司的支持与帮助下，我们组织了全国在专科专病领域对外治法有一定研究的50余家中医医院的260余位临床专家编撰了这套《当代中医外治临床丛书》。本丛书以"彰显特色、简明扼要、突出实用、助提疗效"为宗旨，每册分为概论和临床应用两大部分。其中概论部分对该专病外治法理论基础、常用外治法的作用机制、提高外治临床疗效的思路与方法以及应用外治法的注意事项五个方面进行阐述；临床应用部分以病为纲，每病通过处方、用法、适应证、注意事项、出处、综合评按六栏对药物外治法、非药物外治法进行详细介绍。尤其是综合评按一栏，在对该病所选外治法进行综合总结分析的基础上，提出应用外治法的要点、心得体会、助提疗效的建议等，乃本书的一大亮点，为读者正确选用外治方法指迷导津，指向领航。本套丛书共分为内科、外科、妇科、儿科、五官科、皮肤科、男科、骨伤科、肛肠科、康复科十大类20个分册，总计约300万字。其中，书名冠以"××法"，实一方为一法。希望本套丛书的出版能为广大中医、西医、中西医结合临床工作者提供一套实用外治疗法参考书。

由于时间仓促，书中难免有不足之处，盼广大读者予以批评指正，以利再版时修订完善！

庞国明

2021年3月

编写说明

在中医学中，通过贴、敷、熏、洗、针、灸、导、引等区别于口服药物的外用手段作用于人体，以达到治疗脏腑病变目的的方法，统称为外治法，即"内病外治"。"外治之理，即内治之理，外治之药，亦即内治之药，所异者法耳"。外治法与内治法异曲同工，殊途同归，协同增效，如恰当联用，可事半功倍。

中医外治法治疗内分泌疾病源远流长，金元时期朱丹溪明确提出"痛风"一名，在《丹溪心法》中指出："四肢百节走痛是也，他方谓之白虎历节风证"。《内经》中载有治疗脱疽（糖尿病足）之针砭、按摩、猪膏外用等多种疗法，并最早提出用截趾手术治疗脱疽。唐代孙思邈在《备急千金要方》中就记载了用葱管导尿治疗癃闭。糖尿病自主神经病变排汗异常属中医"汗证"范畴，清嘉庆十年（1805年）程鹏程所撰《急救广生集》在虚汗门中，详细介绍了汗证的一些外治法，如自汗不止，用何首乌末调敷脐中，盗汗者取五倍子末填脐中等。随着西医学对内分泌疾病的认识及中药透皮吸收给药理论和技术的发展，中医外治法在治疗内分泌疾病方面已成为与内服药同等重要的研究热点。

近年来，随着中医外治法研究的不断深入，其在内分泌疾病治疗方面也取得了长足进步，已成为中医药治疗内分泌疾病的重要组成部分。但由于许多古今有效的内分泌疾病中医外治方法散见于古籍文献、现代期刊等之中，鲜见较为系统、全面的书籍面世，给广大医务工作者和患者查阅带来不便。为此，我们本着"立足临床，突出实用"的原则，从古今医籍中择善而录，集成此书，希望能为广大内分泌疾病的医务工作者和患者提供参考，并希望借此书使外治法能在基层获得使用。

由于水平所限，时间仓促，书中欠妥之处在所难免，敬请读者不吝指正！

编者

2021 年 2 月

目 录

第一章

概论

第一节　内分泌疾病外治法历史渊源及发展

内分泌疾病包括糖尿病及其并发症（糖尿病周围神经病变、糖尿病视网膜病变、糖尿病肾脏病、糖尿病足、糖尿病膀胱、糖尿病胃轻瘫、糖尿病性便秘、糖尿病性腹泻、糖尿病皮肤感染、糖尿病自主神经病变排汗异常、糖尿病性功能障碍、糖尿病合并牙周炎等），甲状腺疾病（甲状腺功能亢进症、甲状腺结节、甲状腺相关性眼病），肥胖、痛风等代谢疾病以及女性内分泌疾病（女性更年期综合征、多囊卵巢综合征、乳腺增生）等诸多疾病，涉及消渴、消渴病痹证、消渴病肾病、消渴病目病、脱疽、便秘、腹泻、痞满、瘿病等众多中医内科疾病。中国古代对内分泌疾病的诊治分散在其所包含的各种疾病及其并发症的诊治当中。其治疗方法概括起来可分为两大类：内治法、外治法。外治法又分药物外治法、非药物外治法，两种治疗方法在临床中往往相互配合，综合运用。中医外治法使用简便，见效迅速，费用低廉，安全稳妥，且方法来源于社会实践，历经千载，逐渐成熟。现纵观中医外治法数千年的发展历史，探寻中医外治法治疗内分泌诸多疾病的渊源与发展。

先秦时期的医学典籍以及其他古籍中已有中医痈疡病外治法的论述。《山海经》中有"熏草佩之，已疠"的记载，这是最早关于应用药熏外治溃疡性疾病的记述。另有《周礼·天官》记载了用外敷药物治疗疮疡，曰："疡医掌肿痛、溃疡、折疡、金疡、祝药刮杀之齐（剂）"。祝药亦即外敷药，说明外敷药（法）已经应用于外科疾病，外熏及外敷二法目前广泛用于糖尿病足或糖尿病皮肤溃疡的治疗。马王堆汉墓出土的《五十二病方》所载的外治法涵盖贴敷法、熏蒸法、熨法、药浴法、涂敷、烟熏等，剂型包括沐浴剂、糊剂、熏蒸剂、熨剂、烟熏剂等，并对敷法的用途、敷药的剂型、方法及注意事项做了详细描述。外敷法现广泛应用于糖尿病及其并发症、痛风关节病、甲状腺结节病等内分泌疾病。同时出土的《杂疗方》为古代性学专著，书中记载"壮阳方"可使用"外敷药巾"以增强男性性功能，与后来始于宋代所用"金冷法"增强男性性功能有异曲同工之妙，此法可用于治疗糖尿病并发勃起功能障碍。

战国时期的中医经典著作《黄帝内经》中就有用外治方法治疗水肿等病的记载，如《素问·阴阳应象大论篇》云："其有邪者，渍形以为汗；其在皮者，汗而发之。"《素问·至真要大论篇》又云："摩之浴之，薄之劫之，开之发之，适事为故"，并在《素问·汤液醪醴论篇》中创造性地提出了治疗水肿之大法："平治于权衡，去宛陈莝，微动四极，温衣，缪刺其处，以复其形，开鬼门，洁净府。"提出了应用针灸、汗蒸等外治法治疗水肿。这些方法也是目前内分泌疾病如糖尿病肾病、甲状腺功能减退症等出现水肿时常用的中医外治方法。

在汉初的《史记·扁鹊仓公列传》中记载有用"火齐汤"治疗"不得前后溲"和"溺赤"，用"柔汤"治疗"不得小溲"，灸足厥阴之脉治"遗溺""溺赤"等，这些方法都可用来治疗糖尿病并发的神经源性膀胱及糖尿病性肾病等。东汉张仲景在《伤寒杂病论》中记载了蜜煎导法、猪胆汁导法，开创了中医直肠给药的先河。此法被广泛应用于糖尿病性肾病及糖尿病性便秘等内分泌疾病的治疗中。另外，张仲景还应用生地黄或瓜蒌根捣烂外敷治金疮。《外台秘要》记载："疗痈肿坚核不消，白蔹贴之方"，方用"白蔹、大黄、赤石脂、芍药、莽草、黄芩、黄连、茱萸，上八味，各等份，捣筛，以鸡子黄和如浊泥，涂布上，随核大小贴之，燥易"。该方药至今仍加减应用于糖尿病引起的皮肤感染、痈疡等，效如桴鼓。

晋末至唐时期的《刘涓子鬼遗方》《苏沈良方》等著作中有许多薄贴的记述，如术膏方，用白术配伍松脂、附子等熬膏，治疮痈肉烂坏死，用五黄膏解毒去腐生肌等，这些方法现代仍在内分泌疾病中广泛应用。唐代孙思邈的《备急千金要方》最早记载了导尿术，曰："凡尿不在胞中者，为胞屈僻，津液不通，以葱叶除尖头，纳阴茎孔中深三寸，微用口吹之，胞胀，津液大通即愈。"此法可用于内分泌疾病如糖尿病神经源性膀胱等引起的排尿困难。另外，《备急千金要方》还记载了应用灸法、摩膏法、外洗法等治疗水肿的经验，现代应用于内分泌疾病，如糖尿病肾病、甲状腺功能减退、肾上腺皮质功能减退症等引起的水肿，疗效甚佳。

宋及金元时期，尤其是金元四大家将中医外治，包括内分泌疾病的外治法相关内容进一步丰富、充实起来。宋代官方颁布的成药专书《太平惠民和剂局方》中对中医外治方法，尤其是剂型、制法有了较详细的论述。治疗疾病涉及痹证（消渴病痹证、痛风）、水肿（糖尿病肾病、甲状腺功能减退症）、瘿病（甲状腺疾病）等。元代齐德之《外科精义》则对外治经皮方药在外科治疗中的机制做了分析研究，如在论外洗方时说："夫溻渍疮肿之法，宣通行表，发散邪气，使疮内消也。盖汤水有荡涤之功……此谓疏导腠理，通调血脉，使无凝滞也。"外洗法目前广泛应用于消渴病痹证、痛风等治疗中，疗效显著。

明清时期，中医外治法已经进入繁荣期，众多的外治专篇专著问世。用于治疗内分泌疾病的外治法纷纷涌现，如明代李时珍所著《本草纲目》中记述了大量的应用涂、扑、擦、贴、膏等法治疗痈疽、风湿之证。明代张介宾应用隔盐、川椒灸脐治疗不孕症等。此外，清代赵学敏的《本草纲目拾遗》还首次记载了应用药物鼻烟"通关窍，治惊风，明目，定头痛，辟疫"治疗目病，现在被用于治疗消渴病目病，疗效确切。清代程鹏程所撰最早的外治专著《急救广生集》在虚汗门中，详细介绍了汗证的一些外治法，如自汗不止用何首乌末津调敷脐中，盗汗者取五倍子末填脐中等，至今仍在内分泌疾病所引起的汗证中应用。清代"外治之宗"吴师机《理瀹骈文》一书，共收录外治方药达 1500 余首，其中 400 余首可用于内分泌相关性疾病的治疗。

中华人民共和国成立后，在党的中医政策指引下，一批中医研究机构、中医院校及中医医院相继建立。在几代中医人努力下，把传统气血津液病证中医理论与西医内分泌病学理论及临床实际充分结合，形成了具有现代意义、浓厚中西医结合特色的中医内分泌学。

第二节 内分泌疾病常用外治法

中医外治法又称中医内病外治，通过人体体表、孔窍、穴位，给予不同的药物或者物理治疗，以调节机体的功能，来治疗五脏六腑的疾病，这种方法称为"内病外治"。内分泌系统是由内分泌腺及存在于某些脏器中的内分泌组织和细胞所组成的一个体液调节系统。从中医思维角度来看，阴阳学说、经络学说均可很好地阐述内分泌疾病的发病机制，这也为中医外治法治疗内分泌疾病提供了理论基础。外治法可单独应用，亦可与内治法结合使用。外治法同内治法一样，也须根据病变部位进行辨证施治，方可达到理想的治疗效果。治疗内分泌疾病常用的药物外治法有敷法、敷脐疗法、灌肠法、熏洗疗法、洗足疗法、熏蒸法、熨法、穴位注射法、穴位埋线法、含漱疗法、中药离子导入法、中药涂擦法、中药眼部雾化法、中药溻渍法、箍围法、菜根导法、坐浴法、薄贴法、淋浴法、发泡法、肚兜法、扑粉法、中药刷牙法、塞鼻法、取嚏法等 26 种，应用于外治的药物剂型有散剂、膏药、油膏、掺药、箍围药等 10 余种。治疗内分泌疾病常用的非药物外治法有灸法、针刺疗法、放血疗法、拔罐疗法、穴位埋线法、推拿疗法、刮痧疗法、耳穴压豆法、穴位按压法、针刀疗法、振腹疗法、物理疗法（中频脉冲电治疗、光子治疗、气压治疗、半导体激光照射、毫米波治疗、电磁波治疗）等 16 种。现将常用外治法介绍如下。

一、药物外治法

药物外治法是用药物制成不同的剂型，采用各种方法施于患处，使药性直接作用于患处局部以达到治疗疾病目的的一种方法。

1. 敷法

敷法是一种最常见的外治法，是将鲜药捣烂，或将干药研成细粉末，或加上水、醋、蜜、香油、猪油、鸡蛋清、酒等物调和，直接敷在患部或经络循行部位。本疗法源远流长，在远古时期，先民就已学会用泥土、草根、树皮外敷伤口止血。马王堆汉墓出土的《五十二病方》载有许多外敷方剂，用以治疗创伤、外病等。晋代葛洪《肘后备急方》记载用鸡子白、醋、猪脂、水、蜜、酒等作为外敷药的调和剂。南北朝龚庆宣《刘涓子鬼遗方》用猪胆汁外敷治疗痈肿。唐代孟诜《食疗本草》用胡桃研泥外敷治疗白发。明代《普济方》用生附子研末和葱涎为泥，敷涌泉穴等。以上说明本疗法相沿习用甚久。清代吴师机《理瀹骈文》集贴敷疗法之大成，标志着本疗法的临床应用达到了更为完善的水准。敷法可用于治疗甲状腺疾病、痛风、糖尿病皮肤病变、糖尿病足等。

2. 敷脐疗法

敷脐疗法简称"脐疗"，是将药物敷置于脐孔或脐部，以治疗疾病的一种外治方法。选用适当药物，制成一定的剂型填敷脐中，利用肚脐敏感度高，渗透力强，渗透性快，药物易于穿透、弥散而被吸收的解剖特点，以及神阙（脐孔）总理人体诸经百脉，联系五脏六腑、四肢百骸、五官九窍、皮肉筋膜的生理特点，使药力迅速渗透。早在晋代葛洪《肘后备急方》中就有用盐纳脐中灸之，以治疗霍乱的记载。唐代孙思邈《备急千金要方》载有用东壁土敷脐，或用苍耳子烧灰敷脐，或用露蜂房烧灰敷脐，以治脐疮流水不止。清代更有所发展，如吴师机《理瀹骈文》中用本疗法治病的方药就有数百种之多。现敷脐疗法多应用于治疗糖尿病肾病及胃肠神经功能紊乱及高血糖患者。

3. 灌肠法

灌肠法又叫中药直肠滴入法，是将中药药液从肛门灌入或点滴入大肠以治疗疾病的一种疗法。唐代以后各代医家沿用和发展了这一给药方法，但本疗法仍主要适用于便秘患者，以润肠通便。近代已出现了应用中药灌肠法治疗大便不通、肠道寄生虫病、溃疡病、肛门局部病证等。20世纪70年代以后，这一疗法的应用日趋广泛，它不仅可广泛应用于临床各科数百种常见病证的治疗，更因其给药方法不受患者吞咽功能和上消化道的影响，吸收快，药效发挥迅速，而成为一种中医药常用的治疗手段。对于治疗糖尿病肾病肾功能衰竭及糖尿病合并胃肠神经功能紊乱者，该疗法体现了中医保守治疗的优势及特色。

4. 熏洗疗法

熏洗疗法是利用药物煎汤的热蒸气熏蒸患处，待温后以药液淋洗局部的一种治疗方法。它是借助药力和热力，通过皮肤黏膜作用于机体，促使腠理疏通，脉络调和，气血流畅。药液的淋洗又能使疮口洁净，祛除毒邪，从而达到治疗疾病的目的。本疗法起源甚早。马王堆汉墓出土的《五十二病方》中已载有熏洗方8首。张仲景《金匮要略》曰："蚀于下部则咽干，苦参汤熏洗之。"晋代葛洪《肘后备急方》有"渍之""淋洗"的论述。清代吴师机将熏洗分为熏法、蒸法、淋法、坐浴和汤熨等法。本疗法主要是通过温热药液熏蒸、洗浴的方法来治疗疾病，有别于熏蒸疗法单纯以药液的热蒸气熏蒸治疗疾病。目前内分泌科多应用此法治疗糖尿病周围神经病变、皮肤病变等。

5. 洗足疗法

洗足疗法也称洗脚疗法，是用药液浸泡、洗脚以治疗疾病的一种方法。本疗法流传较久。历代医家总结认为：春天洗脚，开阳固脱；夏天洗脚，湿邪乃除；秋天洗脚，肺腑润育；冬天洗脚，丹田暖和。清代吴师机《理瀹骈文》载："临卧濯足，三阴皆起于足，指寒又从足心入，濯之所以温阴而却寒也。"本疗法根据经络学说，将药物直接作用于双足，并不断按摩足趾、足心。多用于治疗糖尿病周围神经病变、糖尿病足等。

6. 熏蒸法

熏蒸法是利用药物燃烧时产生的烟气，或煎煮沸腾后产生的蒸汽来熏蒸肌肤，达到解毒止痒、祛痛活血络、透疹消肿等目的。李时珍在《本草纲目》中所引治诸肿第一法"开鬼门"的17味药物中，有7味药物用于熏蒸，不仅可以发汗，与此同时还可达到解肌祛邪之目的。本疗法多用于糖尿病皮肤瘙痒及合并皮肤病变者的治疗。

7. 熨法

熨法是将药物加热后，用布包裹，熨摩人体肌表需治的某一部位，并时加以移动，以收到祛风、散寒、止痛、活络等效果。《史记·扁鹊仓公列传》载有名医扁鹊"疾在腠理，汤熨之所及也"的论述，并记载了用"五分之熨，以八减之齐（剂）和煮之，以更熨两胁下"的方法。《内经》一书中也论述了风寒湿痹、肿痛不仁之类的病证，可以用"汤熨及大灸刺"等方法治疗，并具体介绍了一些"药熨方"及其具体操作方法。这一古老的外治方法以其简、便、验、廉而深受广大群众的欢迎，并成为人们家庭日常防治一些常见病的常用治疗方法之一。熨法可产生温通经脉、散寒祛邪、理气活血、调理脏腑功能等治疗效应，因此临床应用范围较为广泛，故吴师机有"统治百病"之说。熨剂的药味可随症增损，但原则上专治一症者，药味宜少。

8. 穴位注射法

穴位注射法是将药液注入穴位防治疾病的一种治疗方法，俗称的"打水针"就是指穴位注射。穴位注射可以将针刺的刺激和药物的功效，及对穴位的渗透作用相结合，发挥其综合作用，故对糖尿病并发的神经及血管病变有较好的疗效。

二、非药物外治法

非药物外治法是指不用药物，采用各种方法直接施于患处而起到治疗作用的一种外治法。

1. 灸法

灸法是指运用艾炷或艾条的热力，以及药物的作用来治疗疾病的一种方法。宋人窦材《扁鹊心书》载："凡灸大人，艾炷须如莲子，底阔三分；若灸四肢与小儿，艾炷如苍耳子大；灸头面，艾炷如麦粒大。"明代杨继洲的《针灸大成》曰："灸法用生姜，切片如钱厚，搭于舌上穴中，然后灸之。"灸法现在在临床上还被广泛运用。本疗法主要借灸火的热力、药物的作用以及灸疮的刺激，通过经络腧穴的调整作用改善体质，增强机体的抗病能力，从而达到治疗和保健的目的。

2. 针刺疗法

针刺疗法是指运用不同的针具，刺激机体某些特定部位，通过经络的作用，以调节机体功能，从而达到防病治病目的方法。针刺疗法操作简单，实用安全，易于掌握，便于推广，早在古代就已经开始向国外传播，并为世界人民所重视。本法可以通过对人体穴位进行刺激，疏通人体气血，调整脏腑功能，从而达到治疗疾病的目的。

3. 拔罐疗法

拔罐疗法是以竹罐为工具，利用燃烧的热力，排去其中的空气，产生负压，使之吸着于皮肤，造成被拔部位的皮肤瘀血现象，以达到治疗疾病目的的一种方法。该法通过经络腧穴的调整作用改善体质，增强机体的抗病能力，以治病或保健。拔罐疗法又名"火罐气""吸筒疗法"，古称"角法"。在马王堆汉墓出土的帛书《五十二病方》中就有记载，晋代葛洪《肘后备急方》、唐代王焘《外台秘要》中皆提到角法。清代赵学敏在《本草纲目拾遗》中提到"火罐气"时说："罐得火气合于肉，即牢不可脱……肉上起红晕，罐中有水气出，风寒尽出。"近年来，随着医疗实践的不断发展，不仅火罐的质料、拔罐方法均有所改进和发展，治疗范围也进一步扩大。本法利用热力，排出空气，造成被拔部位的皮肤瘀血从而达到祛风止痛、活血消肿的作用，用于糖尿病周围神经病变、痛风等疾病的治疗。

4. 穴位埋线法

穴位埋线法是在中医理论指导下，将特制的线（羊肠线）植入机体特定部位（穴位），利用羊肠线对穴位的持续刺激作用及羊肠线的异体蛋白刺激作用，以激发经络气血，协调机体功能，起到防治疾病目的的一种中医外治方法。本疗法是通过局部（穴位）的多种刺激，以改变局部或所支配区域的内在、外在环境，重新使机体的生理状态达到平衡。对糖尿病及肥胖症患者可采用辨证取穴。

5. 推拿疗法

推拿，又称"按摩""按跷""乔摩"，是指在中医基础理论（尤其是经络穴）学说指导下，通过在人体体表一定的部位施用各种手法，或配合某些特定的肢体活动来防治疾病的一种方法。推拿疗法可追溯至远古时期，先民们在生存竞争中遇到意外损伤时，由于用手按抚体表患处而感到疼痛减轻或缓解，从而逐渐发现其特殊的治疗作用，并在长期的实践过程中形成了这一独特疗法。本疗法通过手法的刺激可起到疏通经络、滑利关节、调整脏腑气血功能、增强人体抗病能力等作用。

6. 刮痧疗法

刮痧疗法是用边缘光滑的竹板、瓷器片、小汤匙、铜钱、硬币、玻璃等工具，通过食油等介质在体表部位进行由上而下、由内向外反复刮动，用以治疗有关疾病。本疗法是临床常用的一种简易治疗方法，流传甚久。有学者认为刮痧是由推拿手法变化而来。《保赤推拿法》载："刮者，医指挨儿皮肤，略加力而下也。"元明时期有较多的刮痧疗法记载，并称之为"夏法"。由于本疗法无须药物，见效也快，故现在仍在民间广泛应用。本疗法有宣通气血、发汗解表、疏筋活络、调理脾胃等功能，而五脏之俞穴皆分布于背部，刮治后可使脏脑秽浊之气通达于外，促使周身气血流畅。

7. 耳针疗法

耳针是指使用短毫针针刺或王不留行等其他方法刺激耳穴以诊治疾病的一种方法。根据辨证选取耳穴，对于糖尿病、糖尿病胃肠病变、失眠者等均可应用。

8. 放血疗法

放血疗法又称刺血疗法，是在中医基础理论指导下，通过放血祛除邪气而达到和调气血、平衡阴阳和恢复正气目的的一种有效治疗方法，适用于"病在血络"的各类疾病。刺血方法主要有络刺、赞刺及豹文刺法。现代多用于治疗甲状腺功能亢进症、糖尿病视网膜病变、糖尿病周围神经病变等。

9. 物理疗法

物理疗法是指应用各种物理因素作用于人体以防治疾病的方法，临床上常简称为理疗。包括利用自然界物理因素疗法（日光疗法、海水浴疗法、大气疗法、矿泉浴疗法、气候疗法等）、电疗法（直流电疗法、直流电离子透入疗法、静电疗法、低频电疗法、中频电疗法、高频电疗法、超高频电疗法、电离空气疗法、电水浴疗法、射频疗法、经颅微电流刺激疗法等）、光疗法（红外线疗法、紫外线疗法、可见光线疗法、激光疗法等）、磁疗法（静磁场疗法、脉动磁场疗法、低频磁场疗法、中频电磁场疗法、高频电磁场疗法等）、超声波疗法。

第三节 外治法的作用机制与意义

外治法是指用药物和手术，或配合一定的器械等，直接作用于患者体表某部或病变部位，以达到治疗疾病目的的一种治疗方法。它同内服法一样，都能发挥治疗作用，有异曲同工之妙。外治法最早用来治疗外科病及风湿诸疾，如古代最原始的针刺工具——砭石最初是用来刺破痈疡、排出脓血以减轻疼痛的，最初的气功是用来治疗湿痹诸疾的，最初的热熨疗法是用来治疗腰痛及关节病变的，最初的贴敷疗法是用来治疗创伤、外科疾病的。随着医学的发展，外治法被逐渐用来治疗内科病，如用针灸治肠炎、痢疾，用贴脐法治黄疸、便秘等，并创立了脊背针疗法、水针疗法、理疗法等。内分泌疾病外治法虽然没有系统的专著，但其许多内容都散在于民间，一直流传，并被近代医家所发展而形成了一种有着广泛前景的治疗手段。

一、外治法的作用机制

外治法作用机制与内治法一样，均是以中医的整体观念和辨证论治思想为指导，运用方剂配伍理论和经络学说，通过各种不同方法将刺激施于皮肤、孔窍、腧穴等部位，以发挥其疏通经络、调和气血、解毒化瘀、扶正祛邪等作用，使不平衡的脏腑阴阳得以重新调整和改善，从而促进机体功能的恢复，达到治病的目的。外治疗法种类繁多，其作用机制也相当复杂。外治法不仅可通过体表（如皮肤、黏膜）给药途径而产生预期的中药药理治疗效应，而且还能充分利用冷热、机械刺激及光、电磁场等物理效应作用于体表某些特定的部位，以产生预期的治疗功效。其中，有些治疗方法是直接作用于体表的患病部位，但大多数治疗方法是通过人体的经络腧穴系统而获得"内病外治"的治疗效应。

根据古今医家经验，外治法的作用机制归纳起来主要有以下几方面。

（1）平衡阴阳，调节脏腑功能：中医认为"阴阳失调，百病丛生"，说明一切疾病都是由阴阳失调、脏腑功能紊乱所引起的。《内经》曰："阴盛则阳病，阳盛则阴病""阳盛则热，阴盛则寒"。外因、内因与不内外因（即所谓三因）作用人体，均可导致脏腑功能失调，阴阳失衡，从而引发疾病。又如《内经》所言："人之疾病，必有所本，或本于阴，或本于阳，其本则一。"中医外治法可平衡阴阳，调节脏腑功能而使疾病痊愈。

（2）发汗解毒，调和营卫：中医认为，外邪袭表，营卫失和，因而发病。运用中医外治相应的手法所产生的良性刺激，使局部毛细血管充血、扩张，刺激又可发生神经反射，进而开泄汗腺，导致发汗，祛除外邪，使外入之病邪仍从外而解，起到发汗解毒、调和营卫之功效。

（3）疏通经络，消肿止痛：经络是气血运行的通道，内属脏腑，外络肢节，使人体构成一个统一的整体。邪阻经络，则疾病发生。形伤则肿，气伤则痛，不通则痛，壅阻则肿。通过运用中医外治疗法对人体体表部位或穴位所产生的刺激，可振奋经气，疏通经络，增强血液和淋巴液的流通，促进患部的新陈代谢。通则不痛，壅散肿消，从而达到疏通经络、消肿止痛的目的。

（4）活血化瘀，软坚散结：由于痰瘀与气互结，壅遏局部，凝聚成积，变生诸疾，如痰核、骨质增生等。又如肢体软组织损伤后，可导致毛细血管和淋巴管破裂，形成局部瘀血、肿胀、疼痛。气血瘀滞、经络阻塞者，通过运用中医外治疗法所产生的良性刺激及神经反射作用，振奋经气，疏通经络，增强代谢，畅通气血，促进血液循环，加速吸收，因而能起到软坚散结的作用。瘀散气行，其结自消或瘀散滞化，肿消痛止，有利于组织修复，进而恢复肢体功能活动。

（5）滑利关节，恢复功能：凡关节功能活动障碍、屈伸不利、肿胀、疼痛的患者，通过按摩，可以起到疏通经络、滑利关节、恢复功能的作用。同时还可松解、滑利因外伤、劳损引起的关节粘连，使其恢复运动功能。

（6）宣通气血，理气止痛：气血运行于全身，健康者气血畅通，周流不息，患病时则气血失和，壅滞不通。通则不痛，不通则痛，通过运用中医外治疗法能使局部血管扩张、组织充血，进而促进血液循环，起到疏通经络、宣通气血的作用，达到理气止痛之目的。

（7）健脾和胃，消食化滞：中医认为，饮食内伤则百病丛生。由于脾胃受伤而导致消化功能障碍、气机升降失常，因而致生种种病变，故有"脾胃为百病之源"之说。通过运用中医外治疗法的各种手法刺激脾胃经脉的有关穴位，或辅以其他相应经穴，能健脾和胃，消食化滞，使脾胃功能得以正常发挥。

（8）缓解痉挛，减轻疼痛：外治疗法可以有效缓解局部的血管痉挛和反射性的肌肉痉挛，并能使周围神经的兴奋性降低，从而减轻患者的不适和疼痛。

（9）开闭通窍，醒神复苏：凡遇危急患者神志不清时，若不急救，每致危候。此时以按摩疗法之掐法，施术于人体某一部位或穴位，多可转危为安，使其醒神复苏。如指掐人中穴救治昏迷患者，多可立见其功。由此证明，外治疗法具有开闭通窍、醒神复苏之效。按摩也是临床急救之良法。

（10）增强免疫，强身健体：《内经》云："正气存内，邪不可干"，"邪之所凑，其气必虚"。中医外治法可"补其不足，泻其有余，调其虚实，以通其道而祛其邪"，又可促进血液循环，调节脏腑功能，加速机体代谢，恢复机体阴阳的相对平衡，提高机体的整体素质和抗病力，达到强身健体之效用。

二、中医外治法的特色

中医外治法是民间疗法中的精华，是中医治疗学的重要组成部分，具有很多的优点，故长期以来在民间广泛流传和使用，深受群众欢迎。其优点概括起来，主要有以下几方面。

（1）简便易行：中医外治疗法是一种听得懂、看得见、学得会、用得上的实用而有效的外治疗法。同时，为便于推广应用，不仅医疗部门可用，而且城乡家庭也可在医师指导下作互疗或自疗之用。既可节省治病时间，又可及早把病治好，正符合中医"贵在早治"的医疗观点。

（2）直达病所，奏效迅捷。中药外治法施于局部组织内的药物浓度显著高于其血液浓度，故发挥作用充分，疗效明显且取效迅捷。

（3）多途径给药，弥补内治不足。口服给药由于给药时间及剂量的关系，药物浓度在血液中不能保持恒定，另外药物经口腔进入血液后，沿途受到化学物质和酶的分解破坏作用，达到病所已所剩无几，使疗效受到影响，而外敷法多无此弊，特别是对于不能口服的药物均无过多禁忌，并且可与口服治疗联合应用。

（4）使用安全，毒副作用少。中药外治法常可兼用一些刺激作用与药效作用相关联的药物，药物直接经皮肤吸收进入病变部位，毒副作用少。且外治法多在人体体表上施治，通过神经传导和反射而产生治疗作用，故使用相对安全。

第四节　提高外治法临床疗效的思路与方法

要提高外治法临床疗效，需要做到以下几点。

一、精于辨证，定位用药

辨证论治是中医遣方用药的根本，古今历代医家均十分重视审证求因，通过运用望、闻、问、切四诊来全面地了解患者的症状和体征，然后进行分析、综合、归纳，弄清疾病发生的原因、部位、性质、轻重程度、范围大小及发展趋势，从而选择适宜的外治方法进行治疗。如果虚实不明、寒热不辨、表里相混、阴阳不分地使用外治法，就不会取得应有的效果，有时亦会使病情恶化，这是在使用外治法时要特别注意的。吴师机说："外治之法，间有不效者，乃看证未的，非药之不效也""大凡外治用药，皆本内治之理，而其中有巧妙之处，则法为之也"，强调运用外治法治病亦要"明阴阳，识脏腑"。在其著作中也始终贯穿应用阴阳五行、脏腑经络理论来指导临床。只有辨证准确，才能使外治法有据可依，有法可循，治之无误，更好地发挥其治疗作用。中药外治法施于局部组织内的药物浓度显著高于血液浓度，故发挥作用充分，局部疗效明显优于内治，取效迅捷。

二、重视剂型，防治结合

外治法所用药物的剂型颇多，除传统的丸、散、膏、丹等外，目前又开发出气雾剂、灌肠剂、乳剂、熨剂等，各种剂型由于制剂工艺不同，作用特点各异，因而临床辨证施治时，要针对性地加以选择，以充分发挥其疗效。剂型的选择合理与否，直接影响疗效，故应引起足够的重视。许多中药外治法，如药物兜肚、药枕、药褥、药被、药衣疗法、佩戴香囊等等，不但可以用于治疗疾病，还可健脑益智，强身健体，经实践证实具有较高的养生保健和防治疾病的价值。

三、灵活有度，三因制宜

中医学"天人相应"的自然辩证法，说明了大自然的千变万化、寒暑交替、斗转星移都直接影响着人体的生理与病理，而人体本身又有禀赋、年龄、体质、性别之不同，以及各地区的生活习惯和环境差异，因而运用外治法时就要注意到自然因素和人为的因素，即所谓因人、因地、因时制宜。

1. 因人制宜

外治法和内治法一样均需要根据患者的体质、年龄、性别、生活习惯以及既往病史等具体情况采取适当的治疗措施，而不能片面地、孤立地看待疾病，机械地使用外治法。对孕妇则禁止在腹部使用刺激力强的外治法，说明外治法要因人施治，正确使用，方能驱除邪疾。

2. 因时制宜

四时气候变化对人体的生理功能、病理变化均产生一定的影响，根据不同季节气候特点，采取适宜的治疗方法是十分必要的。吴师机治疗四时伤寒的伤寒通用膏，春夏加石膏、枳实，秋冬加细辛、桂枝，就充分体现了这一特色。如麻疹欲出不透者，在夏季气候炎热时，宜用紫背浮萍、椿根皮、西河柳、生姜煮水擦背，而在冬季气候寒冷时则应采用熏蒸疗法。

3.因地制宜

我国地域辽阔，各地四季气候差异悬殊，因而在运用外治法时，必须结合当地的气候特点，采取适当的治疗方法。如采用灌肠治疗小儿外感高热时，在西北严寒地区，宜用辛温解表之品，如桂枝、麻黄等，而在东南温热之地，则辛温解表宜少用，以免过汗伤正。再如有的地区药源匮乏，则需选择用药，以他药代之，切不可死板僵化，而治之失时。

第五节　外治法使用注意事项

中医外治疗法可直接作用于病变部位，避免了胃肠道、肝肾功能损害，可减少口服药物用量，降低用药风险，但是任何一种外治方法除了有其适应证外，都应该掌握该方法的注意事项，否则，不是疗效减退就是会出现不良并发症，因此，外治方法的注意事项也应引起足够的重视。常见的共同注意事项如下。

（1）过于疲劳、精神高度紧张、饥饿者不宜采用。

（2）针刺治疗时年老体弱者应尽量采取卧位，取穴宜少，手法宜轻，皮肤感染、溃疡部位不予针刺。

（3）妇女要注意月经期、妊娠期的治疗禁忌。怀孕妇女针刺不宜过猛，腹部、腰骶部及能引起子宫收缩的穴位如合谷、三阴交、昆仑、至阴等禁止入针。

（4）使用外治法应询问患者有无过敏史，用药后出现过敏反应者立即停止使用。

（5）有出血性疾病的患者，损伤后不易止血者，不宜针刺。

（6）老人、小儿应用外治法要慎重。小儿因不配合者，一般不留针。

（7）保护患者，勿使着凉，避免吹风。

（8）某些治疗需掌握热量，防止烫伤，尤其是对于局部皮肤感觉减退和昏迷患者，更加要小心谨慎。

第二章

临床应用

第一节 2型糖尿病

2型糖尿病是由遗传因素和环境因素长期相互作用所引起的胰岛素分泌不足和（或）作用缺陷，同时伴有胰高血糖素不适宜增高的双激素病，以血中葡萄糖水平升高为生化特征，以多饮、多食、多尿、消瘦之"三多一少"为临床特征。相当于中医的"消渴""脾瘅""消中"等疾病。

1. 临床诊断

当临床上出现口渴、多饮、多食、多尿、消瘦、乏力或尿中有甜味等符合"消渴"定义的临床表现特征时方可归属于"消渴"。若体检发现血糖升高，虽已符合西医学2型糖尿病的诊断标准，但又无任何临床症状时，此时当属"溢"而未"转"阶段，乃"消渴"之渐，当属"消渴"前期，归属于"脾瘅"。若已被确诊为2型糖尿病，而仅有口渴多饮者，归属于"上消"；若已被确诊为2型糖尿病，而仅有易饥多食者，归属于"中消"；若已被确诊为2型糖尿病，而仅有口渴多饮、小便频数者，归属于"下消"。

2. 中医分型

（1）热盛伤津证：口渴，多饮，多食易饥，形体消瘦，小便频、量多，心烦易怒，口苦，大便干结，舌质红，苔薄黄干，脉弦或数。

（2）气阴两虚证：倦怠乏力，精神不振，口干咽干，口渴多饮，形体消瘦，腰膝酸软，自汗盗汗，舌质淡红或舌红，苔薄白干或少苔，脉沉细。

（3）肝郁脾虚证：情志抑郁或因精神刺激而诱发血糖升高，烦躁易怒，脘腹胀满，大便或干或溏，女性常伴有月经不调、乳房胀痛，舌质淡红，苔薄白，脉弦。

（4）痰浊中阻证：形体肥胖，身重困倦，纳呆便溏，口黏或口干渴但饮水量不多，舌质淡，苔腻，脉濡缓。

（5）湿热内蕴证：口干口渴，饮水不多，口苦，口中异味，形体肥胖，身重困倦，大便黏腻不爽，舌质淡，苔黄腻，脉濡数。

（6）脾肾气虚证：腰酸腰痛，眼睑或下肢水肿，自汗，小便清长或短少，夜尿频数，性功能减退，或五更泄泻，舌淡体胖有齿痕，苔薄白而滑，脉沉迟无力。

（7）阴阳两虚证：口渴多饮，小便频数，夜间尤甚，夜尿常达 3~5 次，甚则十数次，混浊多泡沫，伴腰膝酸软，四肢欠温，畏寒肢冷，或颜面肢体浮肿，阳痿或月经不调，舌质淡嫩或嫩红，苔薄少而干，脉沉细无力。

以上分型乃内治辨证依据，中医外治多随症施治。

一、药物外治法

（一）中药离子导入法

🥣 **处方 001**

苍术 10g，黄芪 10g，黄连 5g，生地黄 10g，鬼箭羽 10g，泽泻 10g。主穴：期门、章门、肾俞、足三里。配穴：脾俞、大肠俞、三阴交。

【用法】导入液的制备按处方比例，选取地道药材，采取蒸馏、浓缩提取工艺，制成含生药 50% 的提取液，再用超声震荡法加 3% 的氮酮（促透皮吸收剂），装瓶灭菌备用。治疗时每次选主穴 4 个，配穴 2 个，然后将 10ml 药液浸渍于离子导入机电极板布套的肤侧面，对准已选穴位，固定好电极后，再行开机。电流量宜从小量开始，调至患者能耐受为度，每次 30 分钟，每日 1 次，10~15 次为 1 个疗程，间隔 1 周再行下 1 个疗程。

【适应证】2 型糖尿病患者有口干、口渴、乏力症状或者体型肥胖者。

【注意事项】治疗前后检查皮肤，看伤口状况、发炎程度，同时也要确认患者的感觉是否正常。

【出处】《现代中西医结合杂志》2014，34（6）：3797.

（二）含漱疗法

🥣 **处方 002**

野菊花 10g，苦参 30g，黄柏 10g，金银花 15g，荔枝核 10g。

【用法】上药水煎取汁 500ml，间断含漱。

【适应证】2 型糖尿病合并口腔感染、口腔溃疡、口臭者。

【出处】《实用中医药杂志》2014，23（11）：1025.

（三）熏洗疗法

处方 003

透骨草 30g，桂枝 18g，川椒 30g，艾叶 10g，木瓜 30g，苏木 50g，红花 12g，赤芍 30g，白芷 12g，川芎 15g，川乌 10g，草乌 10g，生麻黄 10g。

【用法】上药共入搪瓷盆中，加水 5000ml，放火炉上煮沸后，先熏手足 30 分钟，离火待药液温度降至 50℃左右，再将手足入药液中浸泡 30 分钟，每日 2 次。每剂药可连用 3~5 日。

【适应证】2 型糖尿病所致手足麻木、疼痛、感觉减退等症。

【注意事项】温度要适宜。熏洗时要趁热熏洗，一定要注意控制药汤的温度，如果温度太高会烫伤皮肤，可以在熏洗前先试一试，如果温度不能忍受就等稍凉时再熏洗。患处熏洗后要用干净的干布擦干，另外要注意保暖，不要受到风寒侵袭。

【出处】《北京中医药》2014，30（10）：759.

（四）灌肠疗法

处方 004

大黄 30g，生牡蛎 30g，薏苡仁 30g，附子 10g，败酱草 30g，蒲公英 30g，槐米 30g。

【用法】上药水煎 400ml。维持药温在 37~38℃，取大号导尿管，插入肛门 20~30cm，将 200ml 药液缓慢注入，每日 1 次，30 天为 1 个疗程。灌肠后抬高臀部，左侧卧位保留。以每日排便 2~4 次为宜。

【适应证】2 型糖尿病合并肾病中晚期血肌酐、尿素氮升高的患者。

【注意事项】①掌握灌肠液的温度、浓度、流速、压力和液量。②灌肠过程中注意观察患者反应，若出现面色苍白、出冷汗、剧烈腹痛、脉速、心慌、气急等，立即停止灌肠并通知医生进行处理。③伴有急腹症、消化道出血、妊娠、严重心血管疾病等不宜灌肠。④操作时尽量少暴露患者肢体，保护患者自尊心，并防止其受凉。

【出处】《四川中医》2012，20（10）：36.

（五）扑粉疗法

处方 005

麻黄根 10g，煅牡蛎 30g，煅赤石脂 30g，煅龙骨 30g。

【**用法**】上药为末，过 180 目筛，用绢袋包裹，将皮肤擦干后，将此粉适量扑于汗出较多的体表。

【**适应证**】2 型糖尿病合并自汗、盗汗等严重汗证患者。

【**注意事项**】①注意调好药物干湿程度，以不易流脱，又可以粘着为适当。若药物变干，则应随时更换，或加调和剂调匀后再敷上。②敷药的温度要适当，一般治寒证宜热（注意不要烫伤皮肤），治热证宜凉。③在穴位敷药时，要尽量对准穴位。④如果敷药后出现血疹、水疱等，则应洗去药物，暂停外敷，并注意保持皮肤清洁，以防感染。若水疱较大，可用注射器抽去积水，再涂上龙胆紫药水，盖上消毒敷料。

【**出处**】《河南中医》2013，20（6）：42.

二、非药物外治法

针刺疗法

处方 006

脾俞、膈俞、足三里、三焦俞、章门、三阴交为主穴。多饮烦渴者加肺俞、意舍、承浆；多食易饥者加胃俞、丰隆、阳陵泉；多尿、腰酸、潮热、盗汗者加肾俞、关元。

【**操作**】采用中强度刺激，以得气为度。均针双侧，留针 30 分钟，每 10 分钟行针 1 次。每次选 3~4 穴，每日或隔日 1 次，10 次为 1 个疗程。

【**适应证**】2 型糖尿病属气阴两虚证，有口干、口渴、乏力、汗出等症状者。

【**注意事项**】针刺处尽量保持清洁、干燥，避免伤口感染。

【**出处**】《针灸临床杂志》2014，36（7）：60.

综合评按： 外治之理，即内治之理。外治之法，不外针、药、经穴疗法多端。针、药虽施于外，但与内治法相比，具有异曲同工、殊途同归之妙。途虽两端，其归则一，若两者并行，则相得益彰。近年临床实践表明，外治法在提高临床疗效、逆转胰岛素抵抗等方面已显示了特色和优势。如经穴离子导入法，融药疗、电疗、穴位刺激、感应触发为一炉，临床 60 例观察表明，有效率达 91.6%，它既符合中医基本原理，又与现代科学手段相结合，具有一定的先进性、可行性和实用性，值得推广应用。针刺法廉便迅捷，安全可靠，临床报道有效率达 90.8%，并观察到针刺后的胰岛素靶细胞受体功能增强是其主要作用机制。穴位注射疗法，药疗与针疗两法兼备，作用持久。上述诸法，多限于在院内由医生操作进行。

熏洗疗法、外敷疗法寓治疗于日常生活之中，适宜于院外或家庭治疗的患者。最后尚需指出的是，外治法作为 2 型糖尿病的一种有效治疗途径，应当予以提倡并加强研究，但在应用时，尚需配合食疗、运动疗法，对一些重度患者或有急性并发症倾向者，应予高度重视，灵活选配口服降糖药物或胰岛素治疗，以防病情发展。

另外，灸法、穴位贴敷法因具有简、验、便、廉的特点和优势，亦被广泛用于 2 型糖尿病的治疗。

第二节　糖尿病周围神经病变

糖尿病周围神经病变是糖尿病所致神经病变中最常见的一种，患病率为 30%~90%，其主要临床特征为四肢远端感觉、运动障碍，表现为肢体麻木、挛急疼痛，肌肉无力和萎缩，腱反射减弱或消失等。按其临床表现分为远端对称性多发性神经病变、局灶性单神经病变（或称单神经病变）、非对称性多发局灶性神经病变、多发神经根病变。本病中医病名以"消渴痹证"为宜。

1. 临床诊断

①明确的糖尿病病史。②在诊断糖尿病时或之后出现的神经病变。③临床症状和体征与糖尿病周围神经病变的表现相符。以下 5 项检查中如果有 2 项或 2 项以上异常则诊断为糖尿病周围神经病变：温度觉异常；尼龙丝检查，足部感觉减退或消失；振动觉异常；踝反射消失；神经传导速度有 2 项

或 2 项以上减慢。

排除其他病变如颈腰椎病变（神经根压迫、椎管狭窄、颈腰椎退行性病变）、脑梗死、格林 – 巴利综合征、严重动静脉血管病变（静脉栓塞、淋巴管炎）等，尚须鉴别药物尤其是化疗药物引起的神经毒性作用以及肾功能不全引起的代谢毒物对神经的损伤。

2. 中医分型

（1）气虚血瘀证：手足麻木，如有蚁行，肢末时痛，多呈刺痛，下肢为主，入夜痛甚，气短乏力，神疲倦怠，自汗畏风，易于感冒，舌质淡暗，或有瘀点，苔薄白，脉细涩。

（2）阴虚血瘀证：肢体麻木，腿足挛急，酸胀疼痛，或肢体灼热，或小腿抽搐，夜间为甚，五心烦热，失眠多梦，皮肤干燥，腰膝酸软，头晕耳鸣，口干少饮，多有便秘，舌质嫩红或暗红，苔花剥少津，脉细数或细涩。

（3）阳虚寒凝证：肢体麻木不仁，四末冷痛，得温痛减，遇寒痛增，下肢为著，入夜更甚，神疲乏力，畏寒怕冷，倦怠懒言，舌质暗淡或有瘀点，苔白滑，脉沉紧。

（4）痰瘀阻络证：麻木不止，常有定处，足如踩棉，肢体困倦，头重如裹，昏蒙不清，体多肥胖，口黏乏味，胸闷纳呆，腹胀不适，大便黏滞，舌质紫暗，舌体胖大有齿痕，苔白厚腻，脉沉滑或沉涩。

（5）肝肾亏虚证：肢体痿软无力，肌肉萎缩，甚者痿废不用，腰膝酸软，性功能减退，骨松齿摇，头晕耳鸣，舌质淡，少苔或无苔，脉沉细无力。

一、药物外治法

（一）中医定向透药疗法

处方 007

丹参 60g，红花 20g，当归 20g，川芎 50g，冰片 5g（单包）。

【用法】 5 味中药水煎 2 次取汁 500ml，药汁浸透电极贴片待用。接通电源，将药物电极贴片紧贴于治疗部位或穴位，取足三里、三阴交、委中穴，两电极片间保持一定距离。每次 20 分钟，调节输出强度，以患者能承受的最大值为度。调节热疗强度，根据患者的感觉调节到最舒适的温度，每日 1 次，10 天为 1 个疗程。

【适应证】气虚血瘀型糖尿病周围神经病变，症见手足麻木，肢末疼痛，气短乏力等。

【注意事项】排除其他疾病引起的周围神经病变。糖尿病合并妊娠、肝肾功能损害，有糖尿病昏迷史或其他严重的并发症，如增殖性视网膜炎、肢体溃疡等患者禁用。

【出处】《中国中医基础医学杂志》2014，09（20）：1298–1299.

（二）熏洗疗法

处方 008

糖痛外洗方：透骨草 30g，桂枝 18g，川椒 30g，艾叶 10g，木瓜 30g，苏木 50g，红花 12g，赤芍 30g，白芷 12g，川芎 15g，川乌 10g，草乌 10g，生麻黄 10g。

【用法】将糖痛外洗液加热（50~70℃），倒入套有一次性袋子的熏洗木桶或足浴器内，放上熏药支架并检查其稳固性。将熏洗部位置于支架上，用治疗巾或治疗单覆盖，测量水温为 38~40℃时将双足浸入药液中 15~20 分钟，每日 2 次，每剂药可连用 2~3 日。

【适应证】阳虚塞凝型糖尿病周围神经病变，症见双下肢麻木、酸胀、发凉、疼痛等感觉异常。

【注意事项】温度要适宜。熏洗时要趁热熏洗，一定要注意控制药汤的温度，如果温度太高会烫伤皮肤，可以在熏洗前先试一试，如果温度不能忍受就等稍凉时再熏洗。患处熏洗后要用干净的干布擦干，另外要注意保暖，不要受到风寒侵袭。

【出处】《中医医药学报》1998，4（13）：44–45.

处方 009

黄芪 30g，当归 20g，赤芍 30g，地龙 30g，川芎 30g，桃仁 30g，红花 30g，川牛膝 30g，桂枝 20g，细辛 10g。

随症加减：疼痛剧烈者加苏木 30g，木瓜 30g；麻木、冰凉明显者加仙灵脾 15g，制川乌 10g，制草乌 10g；气虚者加太子参 30g；湿重者加薏苡仁30g，苍术 30g。

【**用法**】水煎液置于足浴器中，足部熏洗治疗，温度控制在 39~45℃，每次 40 分钟，每天 2 次。

【**适应证**】气虚血瘀型糖尿病周围神经病变，症见手足麻木，肢体刺痛，神疲倦怠等。

【**注意事项**】温度要适宜。熏洗时要趁热熏洗，一定要注意控制药汤的温度，如果温度太高会烫伤皮肤，可以在熏洗前先试一试，如果温度不能忍受就等稍凉时再熏洗。患处熏洗后要用干净的干布擦干，另外要注意保暖，不要受到风寒侵袭。

【**出处**】《时珍国医国药》2014，25（11）：2714-2716.

（三）中药涂擦法

处方 010

生黄芪 100g，红花 60g，川芎 60g，当归 30g，鸡血藤 30g。

【**用法**】上述中药以 2L 75% 乙醇浸泡 1 个月后滤取药液备用，治疗时以棉签蘸适量中药溶液对足部进行局部涂擦，皮肤发红不明显者可以手掌大小鱼际或拇指指腹逆时针轻度按摩 3 分钟，发红明显者仅给予中药涂擦，皮肤溃破者禁用。中药涂擦后可配合 TDP 照射 15 分钟，1 周 3 次，连续治疗 12 周。

【**适应证**】气虚血瘀型糖尿病周围神经病变，症见手足麻木、肢末时痛、入夜痛甚、气短乏力等。

【**注意事项**】妊娠或哺乳期妇女，有严重心、肝、肾等并发症，或合并其他严重原发性疾病，过敏体质及对多种药物过敏者，对酒精过敏者，精神疾病患者，既往有糖尿病酮症者，酮症酸中毒者，伴肢体坏疽者，近一月有感染者禁用。

【**出处**】《临床医药文献杂志》2019，6（4）：3-4.

（四）中药足浴法

处方 011

桂枝 6g，花椒 6g，桃仁 6g，红花 10g，川芎 9g，赤芍 9g，当归 12g，地龙 6g，乳香 6g，没药 6g。

【用法】水煎液置于足浴盆中，温度控制在 39~45℃，每次 40 分钟，每天 2 次。

【适应证】阳虚寒凝型糖尿病周围神经病变，症见肢体麻木不仁、四末冷痛、神疲乏力等。

【注意事项】温度要适宜。熏洗时要趁热熏洗，一定要注意控制药汤的温度，如果温度太高会烫伤皮肤，可以在熏洗前先试一试，如果温度不能忍受就等稍凉时再熏洗。患处熏洗后要用干净的干布擦干，另外要注意保暖，不要受到风寒侵袭。

【出处】《湖北民族学院学报》2012，29（3）：83–84.

处方 012

核桃 20g，草乌 20g，川乌 25g，当归 50g，细辛 20g，牛膝 30g，艾叶 20g，红花 30g，苏木 25g，赤芍 30g，桂枝 20g，黄芪 30g。

【用法】将上药水煎取汁，足部熏洗治疗，温度控制在 39~45℃，每次 40 分钟，每天 2 次。

【适应证】阳虚寒凝型糖尿病周围神经病变，症见肢体麻木不仁，四末冷痛，畏寒怕冷等。

【注意事项】温度要适宜。熏洗时要趁热熏洗，一定要注意控制药汤的温度，如果温度太高会烫伤皮肤，可以在熏洗前先试一试，如果温度不能忍受就等稍凉时再熏洗。患处熏洗后要用干净的干布擦干，另外要注意保暖，不要受到风寒侵袭。

【出处】《医药探究》2018，8：142.

二、非药物外治法

（一）艾灸疗法

处方 013

肾俞，脾俞，足三里，涌泉。上肢麻木、疼痛者加曲池、外关；下肢麻木、疼痛较甚者加三阴交、太溪。

【操作】采用艾条灸，以患者感觉局部温热能忍受为度，肾俞、脾俞每穴灸 8~10 分钟，其余各穴每穴灸 3~5 分钟。隔日治疗 1 次，10 次为 1 个疗程，休息 2 天再进行下 1 个疗程，共治疗 2 个疗程。

【适应证】气虚血瘀型糖尿病周围神经病变，症见手足麻木，有蚁行感，肢末刺痛，气短乏力等。

【注意事项】①注意保暖，不要受到风寒袭击。②每个穴位艾灸时间控制在 10 分钟左右。③空腹时或者饱餐后不建议进行艾灸。④艾灸前和艾灸后可以喝一些温水，可以改善紧张等不适症状。⑤艾灸后不要立即洗澡。

【出处】《中国针灸》2008，1（28）：13-16.

（二）针刺疗法

处方 014

脾俞、胃俞、肾俞。肢体疼痛、麻木、肌肉萎缩者加肩髃、曲池、外关、环跳、阴陵泉、昆仑、阳陵泉、合谷、太冲。

【操作】脾俞、胃俞、肾俞均施提插补法。采用中强度刺激，以得气为度。均针双侧，留针 30 分钟，每 10 分钟行针 1 次。环跳、阴陵泉、昆仑、阳陵泉、合谷、太冲施提插泻法，针刺后接低频脉冲电针，每次留针 20~30 分钟。每天针 1 次。每日或隔日 1 次，10 次为 1 个疗程。

【适应证】阴虚血瘀型糖尿病周围神经病变，症见肢体疼痛、麻木，下肢肌肉痉挛。

【注意事项】排除其他疾病引起的周围神经病变。糖尿病合并妊娠、肝肾功能损害，有糖尿病昏迷史或其他严重的并发症，如增殖性视网膜炎、肢体溃疡者禁用。

【出处】《中国中西医结合杂志》2007，27（9）：843.

处方 015

双侧太冲、冲阳、京骨、太溪、太白、丘墟。

【操作】消毒后，直刺，每穴均用平补平泻手法，留针 30 分钟后出针，每日 1 次，4 周为 1 个疗程。

【适应证】气虚血瘀型糖尿病周围神经病变，症见肢体麻木、有蚁行感或有踩棉花感。

【注意事项】排除其他疾病引起的周围神经病变。糖尿病合并妊娠、肝肾功能损害，有糖尿病昏迷史或其他严重的并发症，如增殖性视网膜炎、肢体溃疡者禁用。

【出处】《中国老年学杂志》2016，9（36）：4185–4186.

处方 016

双侧胰俞、足三里、曲池，下肢加八风，上肢加八邪。

【操作】双侧胰俞、足三里、曲池用补法，下肢八风用泻法，上肢八邪用泻法。局部消毒，将毫针刺入，得气后留针 30 分钟，每 10 分钟捻针 1 次。隔日针 1 次，10 次为 1 个疗程。

【适应证】肝肾亏虚型糖尿病周围神经病变，症见肢体麻木、刺痛，甚至肌肉萎缩。

【注意事项】排除其他疾病引起的周围神经病变。糖尿病合并妊娠、肝肾功能损害，有糖尿病昏迷史或其他严重的并发症，如增殖性视网膜炎、肢体溃疡者禁用。

【出处】《中国针灸》2003，6（23）：329–331.

处方 017

膈俞、胃脘下俞、肝俞、脾俞、肾俞、足三里、太溪、阿是穴。上肢麻木疼痛者配肩髎、肩髃、曲池、外关、合谷；下肢麻木疼痛者配阳陵泉、丰隆、昆仑、太冲。

【操作】根据病情和病位选取患者舒适的体位，穴位皮肤严格消毒后将毫针迅速刺入，根据患者体型选用合适规格的毫针，常规针刺，行平补平泻法，阳陵泉、丰隆穴针感沿下肢放射，针刺得气后留针30分钟，期间行针2次，每日1次，10天为1个疗程。

【**适应证**】肝肾亏虚型糖尿病周围神经病变，症见肢体麻木、刺痛，甚至肌肉萎缩。

【**注意事项**】排除其他疾病引起的周围神经病变。糖尿病合并妊娠、肝肾功能损害，有糖尿病昏迷史或其他严重的并发症，如增殖性视网膜炎、肢体溃疡者禁用。

【**出处**】《中国针灸》2016，5（36）：481–484.

（三）中频脉冲治疗

🥣 处方 018

足三里，涌泉。

【**操作**】每次治疗前检查局部有无水疱或皮肤损害，用电离液将电极片浸湿，胶布固定于足三里穴、涌泉穴，正确操作治疗仪。选择三个波段，各15分钟。治疗期间保持电极片湿润。1次/日，14天为1个疗程。

【**适应证**】肝肾亏虚型糖尿病周围神经病变，症见双下肢肌肉无力、麻木、疼痛，甚至肌肉萎缩。

【**注意事项**】排除其他疾病引起的周围神经病变。糖尿病合并妊娠、肝肾功能损害，有糖尿病昏迷史或其他严重的并发症，如增殖性视网膜炎、肢体溃疡者禁用。

【**出处**】《陕西中医》2002，23（3）：261–262.

（四）光子治疗

🥣 处方 019

【**操作**】采用光子治疗仪，照射患病一侧足背，光源与足背的距离为10~15cm，每次照射10分钟，间隔1小时，每日照射6次，10天为1个疗程。

【**适应证**】气虚血瘀型糖尿病周围神经病变，症见双下肢麻木、刺痛，时有踩棉花感或蚁行感等感觉异常。

【**注意事项**】排除其他疾病引起的周围神经病变。糖尿病合并妊娠、肝肾功能损害，有糖尿病昏迷史或其他严重的并发症，如增殖性视网膜炎、肢体溃疡者禁用。

【出处】《激光杂志》2014, 35（2）: 65-66.

（五）气压治疗

处方 020

【操作】行双下肢气压治疗，治疗时间为 15 分钟，2 次 / 日，连续使用2 周。

【适应证】肝肾亏虚型糖尿病周围神经病变，症见双下肢肌肉无力、麻木、疼痛，甚至肌肉萎缩。

【注意事项】排除其他疾病引起的周围神经病变。糖尿病合并妊娠、肝肾功能损害，有糖尿病昏迷史或其他严重的并发症，如增殖性视网膜炎、肢体溃疡者禁用，患者应近期内无手术及外伤史。

【出处】《中国康复医学杂志》2008, 23（11）: 1004-1006.

综合评按：中药外洗是近年发展起来的一种治疗糖尿病周围神经病变的有效方法。该方法使用方便，但若足部有局部皮肤破损则不适用于中药外洗。选用的药物多为活血化瘀、祛风止痛之品，方法多为中药水煎泡洗，现一般多选用多功能恒温泡洗仪，不仅使用更加便利，而且还能保持水温恒定，降低患者因水温或高或低而致着凉及烫伤的风险。

近年来大量医家发现，不仅单独使用针刺对于糖尿病周围神经病变有很好的疗效，而且将针刺与中药合用治疗糖尿病周围神经病变的效果同样突出。在单独应用针刺治疗糖尿病周围神经病变方面，有些使用梅花针法，用消毒的梅花针沿患部的络脉叩刺至皮肤微红或微出血，再用干棉球反复涂擦皮肤叩刺过的地方，阴络和阳络交替使用。还有些医家选用主穴、配穴相配的方法，两组穴位隔日交替使用。无论选用何种方法，针刺对于糖尿病周围神经病变均有较好疗效。在针药合治糖尿病周围神经病变方面，医家多选毫针刺法，药物多为自拟方，选用活血通络中药进行治疗，疗效确切，且具有降低血糖、尿糖之功。其他很多现代化的机器用于治疗糖尿病周围神经病变，如中医定向透药疗法、光子治疗、气压治疗，也取得了较好的效果。

第三节　糖尿病性视网膜病变

糖尿病性视网膜病变是糖尿病性微血管病变中最重要的表现，是一种具有特异性改变的眼底病变，为糖尿病最常见和最为严重的微血管并发症之一，涉及多种细胞、分子。高血糖是糖尿病并发症发生和发展的重要危险因素，糖尿病视网膜病变的发病机制十分复杂，目前尚未完全明了。临床上根据是否出现视网膜新生血管为标志，将没有视网膜新生血管形成的糖尿病性视网膜病变称为非增殖性糖尿病性视网膜病变（或称单纯型或背景型），而将有视网膜新生血管形成的糖尿病性视网膜病变称为增殖性糖尿病性视网膜病变。中医眼科学的经典文献中没有糖尿病视网膜病变这一诊断名称，但对"暴盲""蝇翅黑花""视瞻昏渺"等眼病的论述中，有许多方面与糖尿病性视网膜病变的临床表现相似。

1. 临床诊断

（1）消渴病史。

（2）不同程度视力减退，眼前黑影飞舞，或视物变形。

（3）眼底出血、渗出、水肿、增殖，晚期可致血灌瞳神后部、视衣脱离而致暴盲甚或失明。

（4）可并发乌风内障、青风内障及金花内障等内障眼病。

2. 中医分型

（1）气阴两虚，络脉瘀阻证：视力稍减退或正常，目睛干涩，或眼前少许黑花飘舞，神疲乏力，气短懒言，口干咽燥，自汗，便干或稀溏，舌胖嫩、紫暗或有瘀斑，脉沉细无力。

（2）肝肾阴虚，目络失养证：视物模糊或变形，目睛干涩，头晕耳鸣，腰膝酸软，肢体麻木，大便干结，舌暗红少苔，脉细涩。

（3）阴阳两虚，血瘀痰凝证：视物模糊或不见，或暴盲，神疲乏力，五心烦热，失眠健忘，腰酸肢冷，手足凉麻，阳痿早泄，下肢浮肿，大便溏结交替，舌淡胖少津或有瘀点，或唇舌紫暗，脉沉细无力。

一、药物外治法

（一）中药离子导入法

处方 021

丹参注射液。

【用法】采用眼 – 枕导入法，丹参液放于直流感应电疗机的正极，另一极放枕部，电流强度根据患者的耐受程度调整，每次 15 分钟，每天 1 次。15 天为 1 个疗程，连续治疗 2 个疗程。

【适应证】肝肾阴虚、目络失养型糖尿病性视网膜病变，症见视物模糊，头晕耳鸣。

【注意事项】应用此法的患者应全身状况良好，能坚持复查，血糖控制平稳，屈光间质条件尚可，不影响眼底检查。

【出处】《中医外治杂志》2018，8（27）：43-44.

处方 022

炒荆芥 10g，三七粉 3g，茺蔚子 10g，薄荷 10g。

【用法】上述药做成中药颗粒配方。采用眼 – 手导入法。患者取平仰卧位，中药颗粒用生理盐水溶解后，溶解液湿润无菌纱布垫于双眼上，然后戴上有电极的眼镜，另一电极置于手部合谷穴。时间 20 分钟，电流强度根据患者耐受程度调整，常用 0.1~0.2mA。

【适应证】肝肾阴虚、目络失养型糖尿病性视网膜病变，症见视物模糊或变形，目睛干涩，头晕耳鸣。

【注意事项】应用此法的患者应全身状况良好，能坚持复查，血糖控制平稳，屈光间质条件尚可，不影响眼底检查。

【出处】《北京中医药大学学报》2013，1（20）：41-43.

处方 023

太子参 15g，麦冬 12g，密蒙花 10g，沙参 15g，丹参 15g，青葙子 10g，葛根 12g，茺蔚子 10g，决明子 10g，生地黄 10g，川芎 10g，海藻 10g，昆布 10g。

【用法】采用眼-枕导入法。导入极：正极；导入时间：每天 1 次，每次 15 分钟；通电强度：根据患者的耐受程度调整。15 天为 1 个疗程，连续治疗 2 个疗程。

【适应证】气阴两虚、络脉瘀阻型增殖性糖尿病性视网膜病变，症见视力减退，目睛干涩，神疲乏力。

【注意事项】应用此法的患者应全身状况良好，能坚持复查，血糖控制平稳，屈光间质条件尚可，不影响眼底检查。

【出处】《广西中医药大学学报》2013，16（3）：15-16.

处方 024

生地黄、玄参各 15g，知母、天花粉、生蒲黄、小蓟、侧柏炭、葛根、石斛、党参、炒白术、白芍、赤芍、茯苓各 10g，三七粉 3g。

【用法】上方每日 1 剂，水煎 2 次，取汁 300ml，早晚 2 次口服。采用眼部离子治疗机，以含有丹参药液的药垫连接阳极，敷于闭合的患眼，盐水纱布连接阴极，置于枕部，每日 1 次，每次 20 分钟。

【适应证】肝肾阴虚、目络失养型糖尿病性视网膜病变，症见视物模糊，目睛干涩，腰膝酸软。

【注意事项】患者应全身状况良好，能坚持复查，血糖控制平稳，屈光间质条件尚可，不影响眼底检查。

【出处】《四川中医》2015，33（10）：141-142.

处方 025

路路通注射液。

【用法】采用多功能眼病治疗仪导入中药路路通注射液，每次 5ml。导入方法：眼-枕导入法；导入极性：正极；导入时间：每次 20 分钟。每日 2 次，30 天为 1 个疗程。

【适应证】气阴两虚、络脉瘀阻型糖尿病性视网膜病变，症见视力减退，眼前少许黑花飘舞，神疲乏力。

【注意事项】患者应全身状况良好，能坚持复查，血糖控制平稳，屈光间质条件尚可，不影响眼底检查。

【出处】《江西中医药》2009，40（7）：35.

（二）穴位注射法

处方 026

丹参注射液。

【用法】①评估患者的局部皮肤情况，询问其过敏史、用药史等，做好治疗前的解释和准备工作。②指导患者平卧或半坐卧，双腿自然伸直，暴露足三里穴。③定穴，并做好标记。④消毒局部皮肤，一只手绷紧局部皮肤，一只手持注射器，针尖对准穴位迅速刺入皮下，上下提插，待患者有酸胀等得气感觉后，回抽无血后将药物缓慢注入，每穴位注药 0.5ml，隔天1 次。

【适应证】肝肾阴虚、目络失养型糖尿病性视网膜病变，症见视物模糊，目睛干涩，头晕耳鸣，肢体麻木。

【注意事项】患者应全身状况良好，能坚持复查，血糖控制平稳，屈光间质条件尚可，不影响眼底检查。

【出处】《临床医药文献杂志》2019，6（9）：59-60.

（三）中药眼部雾化法

处方 027

灯盏花素注射液。

【用法】将灯盏花素注射液用 6~8ml 生理盐水溶化好注入雾化器下半部中，与雾化器的上半部分衔接好后，出口处连接面罩，用空气导管一端连接中心供氧源，另一端插入喷雾器的底部接口即可。嘱患者取半卧位或坐位，尽量睁开双眼，将面罩佩戴在患者眼部，喷雾口对准患者两眼中间，打开氧气，调节流量为 3~6 升/分钟，通过调节氧气流量灵活改善雾量大小，以便患者易于接受。每天 1 次，每次 15~20 分钟，8~10 天为 1 个疗程。

【适应证】气阴两虚、络脉瘀阻型糖尿病性视网膜病变，症见视力减退，目睛干涩，神疲乏力。

【注意事项】神志不清或精神障碍者，患有严重心脏病及肝肾功能衰竭者，结膜出血、青光眼、眼周皮肤破损及对中药灯盏花素过敏者禁用。

【出处】《辽宁中医杂志》2016，43（9）：1888-1889.

处方 028

野菊花 30g，防风 20g，荆芥 20g，薄荷 20g，蝉衣 25g，密蒙花 20g，玄参 30g，生地黄 24g，麦冬 24g，石斛 20g，丹参 20g，女贞子 20g，川芎 20g，红花 20g，三七 10g，葛根 20g。

【用法】将上药打碎成末，用透水、防漏的布包紧，放入煎锅中，文火熬成汤液，将汤液倒入壶中，壶口放置自制冷却管，使蒸汽从管中放出，熏蒸眼部。待壶体温度适宜时，将中药液倒入盆中，用药液清洗眼部。最后将布包取出，患者仰卧或半卧，将布包放置眼部。一般熏蒸时间为 10~15 分钟，清洗眼部时间为 3~5 分钟，放置药包时间为 15~20 分钟，每日 1 次，共 28 天。

【适应证】气阴两虚、络脉瘀阻型糖尿病性视网膜病变，症见视力减退，目睛干涩，神疲乏力。

【注意事项】神志不清或精神障碍者，患有严重心脏病及肝肾功能衰竭者，结膜出血、青光眼、眼周皮肤破损及对上述中药过敏者禁用。

【出处】《中国中医药科技》2012，11（19）：536-537.

处方 029

金银花、生百部、地肤子、苦参、陈皮、黄柏各等份。

【用法】将上药打碎成末，用透水、防漏的布包紧，放入煎锅中，文火熬成汤液，将汤液倒入壶中，壶口放置自制冷却管，使蒸汽从管中放出，熏蒸眼部。待壶体温度适宜时，将中药液倒入盆中，用药液清洗眼部。最后将布包取出，患者仰卧或半卧，将布包放置眼部。一般熏蒸时间为 10~15 分钟，清洗眼部时间为 3~5 分钟，放置药包时间为 15~20 分钟，每日 1 次，共 28 天。

【适应证】气阴两虚、络脉瘀阻型糖尿病性视网膜病变，症见眼前有飞蚊症或者眼前有黑影。

【注意事项】神志不清或精神障碍者，患有严重心脏病及肝肾功能衰竭者，结膜出血、青光眼、眼周皮肤破损及对上述中药过敏者禁用。

【出处】《中西医结合心血管病杂志》2018，6（31）：100-101.

🥣 处方 030

红花，桂枝，薄荷，决明子，女贞子，细辛。

【用法】上药按一定比例（红花、桂枝、薄荷、决明子、女贞子、细辛比例为 2：2：2：4：4：1）打成粉末，从中舀取 1 勺（约 6g）注入氧气雾化吸入的药盒内，打开氧气，调至流量 4~6 升 / 分钟，每次睁眼做 15~20 分钟，每天 1 次，10~14 天为 1 个疗程。

【适应证】肝肾阴虚、目络失养型糖尿病性视网膜病变，症见视物模糊，目睛干涩，腰膝酸软。

【注意事项】神志不清或精神障碍者，严重心脏病及肝肾功能衰竭者，结膜出血、青光眼、眼周皮肤破损及对上述中药过敏者禁用。

【出处】《当代护士》2019，11（26）：90–91.

二、非药物外治法

（一）针刺疗法

🥣 处方 031

脾俞、章门、肾俞、足三里、三阴交、关元为主穴。肺热甚者加鱼际；胃热加中脘；肾亏加太溪。

【操作】患者取坐位，穴位皮肤常规消毒。选用 0.25mm × 25mm 或 0.25mm × 40mm 的一次性毫针，左侧穴要求术者以右手进针，右侧穴要求术者以左手进针，针体与皮肤呈 45~60° 角，向前上方快速进针，针尖达耳屏切迹后，将耳垂略向前外方牵引，针体与身体纵轴呈 45° 角向前上方徐徐刺入，当针体达下颌骨髁状突前面深度 25~40mm 时，耐心寻找满意针感，针感以热、胀、酸为主，如针感不明显时，可再向前上方刺入 3~5mm，或改变方向反复探寻，针感可传至颞部及眼区。用捻转加小提插手法，提插幅度 1mm 左右，一般运针时间为 1 分钟，捻转速度与刺激量灵活掌握。

【适应证】肝肾阴虚、目络失养型糖尿病性视网膜病变，症见视物模糊，目睛干涩，头晕耳鸣。

【注意事项】针刺处尽量保持清洁、干燥，避免伤口感染。

【出处】《中国针灸》2018，8（38）：841-846.

处方 032

睛明，太阳，风池，合谷，足三里，三阴交，太冲。

【操作】患者取坐位，穴位皮肤常规消毒。选用一次性毫针，患者得气后行平补平泻手法，留针 3 分钟，期间每 1 分钟行针 1 次，每日治疗 1 次。连续 5 次为 1 个疗程，休息 2 天后继续下 1 个疗程治疗。

【适应证】肝肾阴虚、目络失养型轻、中度糖尿病性视网膜病变，症见视物模糊，目睛干涩，头晕耳鸣。

【注意事项】针刺处尽量保持清洁、干燥，避免伤口感染。

【出处】《中国针灸》2013，5（33）：394.

处方 033

新明 1（位于耳廓之后下方，耳垂后皮肤褶皱之中点，或耳后乳突与下颌角后缘间之凹陷前上 5 分处），上健明（眶上缘内上角凹陷处，内眦角上约 0.5 寸），丝竹空，承泣，瞳子髎，球后，太阳，新明 2（眉梢上 1 寸，外开 5 分处），上天柱（天柱穴上 5 分），风池。其中丝竹空和瞳子髎、上健明和承泣与球后、新明 2 和太阳、风池和上天柱交替取穴。

【操作】患者取坐位，穴位皮肤常规消毒。选用 0.25mm×25mm 或 0.25mm×40mm 的一次性毫针。新明 1：左侧穴要求术者以右手进针，右侧穴要求术者以左手进针，针体与皮肤呈 45°~60° 角，向前上方快速进针，针尖达耳屏切迹后，将耳垂略向前外方牵引，针体与身体纵轴呈 45° 角向前上方徐徐刺入，当针体达下颌骨髁状突前面深度 25~40mm 时，耐心寻找满意针感，针感以热胀酸为主，如针感不明显时，可再向前上方刺入 3~5mm，或改变方向反复探寻，针感可传至颞部及眼区。用捻转加小提插手法，提插幅度 1mm 左右，一般运针时间为 1 分钟，捻转速度与刺激量灵活掌握。新明 2：取直径 0.25mm 或 0.30mm、长 25mm 毫针，找准穴区后针尖与额部成水平刺入，缓慢进针 10~20mm，找到酸麻沉胀感后用快速捻转结合提插手法，使针感达到颞部或眼区，针感性质同新明 1，运针手法及时间亦同新明 1。上健明穴直刺 25~30mm，以得气为度，略做小幅度捻转后留针。承泣及球后针刺时，针尖略向上进针 25mm 左右，要求针感至眼球有胀感。上天柱穴向正视瞳孔方向刺入，用徐入徐出导气法，使针感向前额或眼区放散。风池穴针尖向鼻尖方向快速进针，运用导气法，以针感达眼部为佳。采用 G6805 电针仪，左右各接新明 1、丝竹空或者瞳子髎，选取连续波，频率为 2Hz，刺激大小以患者可以忍受的最大强度为度，电针刺激 30 分钟。起针时注意眶内穴位应缓慢退出，起针后立即按压 5 分钟以预防出血。隔天 1 次，每周治疗 3 次。获显效后予每周 1 次治疗以维持治疗效果，预防复发。

【适应证】肝肾阴虚、目络失养型糖尿病性视网膜病变，症见视物模糊，目睛干涩，肢体麻木，大便干结。

【注意事项】针刺处尽量保持清洁、干燥，避免伤口感染。

【出处】《河北中医》1998，20（2）：73-74.

（二）耳穴压豆法

处方 034

耳穴：肝，脾，内分泌，耳迷走神经反射点，眼。

【操作】王不留行籽两耳交替贴压，3 次／周，14 天为 1 个疗程。

【适应证】肝肾阴虚、目络失养型糖尿病性视网膜病变，症见视物模糊，目睛干涩，大便干结。

【注意事项】排除禁忌证，其他糖尿病眼病或眼器质性疾病者、肿瘤感染病严重者、出血倾向者、并发严重肝心肾症状者、精神疾病者、妊娠哺乳期女性禁用。

【出处】《世界中西医结合杂志》2009，7（40）：3.

（三）穴位按压法

处方 035

睛明，神庭，曲池，足三里，血海，阴陵泉，太冲，太溪。

【操作】在每日上午 9~11 时按照预定的顺序实施穴位按压，每个穴位按压 30 次，以局部皮肤微微发红为度，按压完 8 个穴位的时间约为 10 分钟，每次按压一轮后视患者反应情况适当休息 1~2 分钟，共按压 5 轮，约耗时 60 分钟。每日 1 次，7 天为 1 个疗程。

【适应证】肝肾阴虚、目络失养型糖尿病性视网膜病变，症见视物模糊变形，目睛干涩，头晕耳鸣。

【注意事项】排除禁忌证，其他糖尿病眼病或眼器质性疾病者、肿瘤感染病严重者、出血倾向者、并发严重肝心肾症状者、精神疾病者、妊娠哺乳期女性禁用。

【出处】《上海针灸杂志》2020，39（2）：163-166.

综合评按：用中医外治法防治糖尿病性视网膜病变是临床上常用的方法，近年来已有大量临床资料证明其有显著、可靠的疗效。据报道，用葛根素眼周穴位（攒竹穴、太阳穴）注射治疗 2 型糖尿病视网膜病变 50 例，有效率为 88%。用针刺治疗糖尿病视网膜病变，随机将 60 例糖尿病性视网膜病变患者分为治疗组、对照组各 30 例，治疗组取枕上正中线、枕上旁线、额中线等，进行运动性头针治疗，对照组给予安多明治疗，结果治疗组总有效率为 70%，对照组总有效率为 43.32%。由此可见，针刺治疗糖尿病性视网膜病变具有高效、速效的特点。本文所选诸法，各有特色，一般单用一法即可，也可多法并用。

第四节　糖尿病肾脏病

糖尿病肾脏病指糖尿病引起的慢性肾病，主要包括肾小球滤过率（GFR）低于 $60ml/min/1.73m^3$ 或尿白蛋白／肌酐比值（ACR）高于 30mg/g，持续超过 3 个月。糖尿病肾脏病是糖尿病的慢性微血管并发症之一，其发病机制尚未完全明确。古代虽无糖尿病肾脏病病名，但古代医家已认识到本病是由消渴迁延未愈而发的，并且根据其症状将其归纳为"水肿""胀满""尿瘀""关格"等范畴。

1. 临床诊断

糖尿病肾脏病的确诊应根据糖尿病病史、临床表现、理化及病理检查，以及肾功能等综合做出判断。

（1）症状：本病早期除糖尿病症状外，一般缺乏肾脏损害的典型症状；临床期肾病患者可出现水肿、腰酸腿软、倦怠乏力、头晕耳鸣等症状；肾病综合征患者可伴有高度水肿；肾功能不全氮质血症患者可见纳差，甚则恶心呕吐、手足搐搦；合并心衰可出现胸闷、憋气，甚则喘憋不能平卧。

（2）体征：早期无明显体征，之后可逐渐出现血压升高，或面色㿠白、爪甲色淡、四肢浮肿、胸水、腹水等。

（3）理化检查：A. 尿液检查：a. 尿白蛋白：尿白蛋白排泄异常，早期表现为微量白蛋白尿，即单次样本尿白蛋白/肌酐比值（ACR）为 30~300mg/g，24 小时样本尿蛋白排泄率（24 小时 UAE）为 30~300mg/24h，某时段样本尿白蛋白排泄率（UAE）为 20~200g/min。随病情进展，表现为大量白蛋白尿，即单次样本 ACR > 300mg/g，24 小时样本 UAE > 300mg/24h，某时段样本 UAE > 200μg/min。b. 尿常规：糖尿病肾脏病早期无明显尿蛋白异常，其后可有间歇性蛋白尿发生，临床期可有明显持续性蛋白尿。B. 外周血检查：糖尿病肾脏病肾功能不全可出现血红蛋白降低。C. 血生化检查：临床糖尿病肾脏病及糖尿病肾脏病晚期可见肾功能不全，出现血肌酐、尿素氮升高。D. 糖尿病性视网膜病变常早于糖尿病肾病发生，大部分糖尿病肾病患者患有糖尿病性视网膜病变，但在透析的糖尿病肾病患者中，糖尿病性视网膜病变的发病率反而减少，糖尿病性视网膜病变被 NKF/KDOQI 指南作为 2 型糖尿病患者糖尿病肾脏病的诊断依据之一。

（4）病理检查：组织病理检查如肾小球无明显细胞增生，仅系膜基质弥漫性增宽及 GBM 广泛增厚（早期需电镜病理证实），尤其出现 Kimmelstiel-Wilson 结节时，即可确诊。

2. 辨证诊断

本病患者多素体肾虚，消渴迁延日久，耗气伤阴，五脏受损，兼夹痰、热、郁、瘀等致病。发病之初气阴两虚，渐至肝肾阴虚；病情迁延，阴损及阳，伤及脾肾；病变晚期，肾阳衰败，浊毒内停，或见气血亏损，五脏俱虚。初期临床症状多不明显，可见倦怠乏力、腰膝酸软，随着病情进展，可见尿浊、夜尿频多，进而下肢、颜面甚至全身水肿，最终少尿或无尿，恶心呕吐，心悸气短，胸闷喘憋不能平卧。其病机演变和症状特征分为三个阶段。

（1）发病初期：气阴两虚，渐至肝肾阴虚，肾络瘀阻，精微渗漏。肾主水，司开阖，糖尿病日久，肾阴亏损，阴损耗气，而致肾气虚损，固摄无权，开阖失司，开多阖少则尿频尿多，开少阖多则少尿浮肿；或肝肾阴虚，精血不能上承于目而致两目干涩、视物模糊。

（2）病变进展期：脾肾阳虚，水湿潴留，泛溢肌肤，则面足水肿，甚则胸水、腹水；阳虚不能温煦四末，则畏寒肢冷。

（3）病变晚期：肾体劳衰，肾用失司，浊毒内停，五脏受损，气血阴阳衰败。肾阳衰败，水湿泛滥，浊毒内停，重则上下格拒，变证蜂起。浊毒上泛，胃失和降，则恶心呕吐、食欲不振；水饮凌心射肺，则心悸气短、胸闷喘憋不能平卧；尿毒入脑，则神志恍惚、意识不清，甚则昏迷不醒；肾元衰竭，浊邪壅塞三焦，肾关不开，则少尿或无尿，并见呕恶，以致关格。本病病位在肾，可涉及五脏六腑；病性为本虚标实，本虚为肝脾肾虚，五脏气血阴阳俱虚，标实为气滞、血瘀、痰浊、浊毒、湿热等。

3. 中医分型

参照《糖尿病肾脏疾病中医诊疗标准（2011年）》糖尿病肾病辨证分型。

（1）主证：①气阴两虚证：尿浊，神疲乏力，气短懒言，咽干口燥，头晕多梦，或尿频尿多，手足心热，心悸不宁，舌体瘦薄，质红或淡红，苔少而干，脉沉细无力。②肝肾阴虚证：尿浊，眩晕耳鸣，五心烦热，腰膝酸痛，两目干涩，小便短少，舌红少苔，脉细数。③气血两虚证：尿浊，神疲乏力，气短懒言，面色淡白或萎黄，头晕目眩，唇甲色淡，心悸失眠，腰膝酸痛，舌淡脉弱。④脾肾阳虚证：尿浊，神疲畏寒，腰膝酸冷，肢体浮肿，下肢尤甚，面色㿠白，小便清长或短少，夜尿增多，或五更泄泻，舌淡体胖有齿痕，脉沉迟无力。

（2）兼证：①水不涵木，肝阳上亢证：兼见头晕头痛，口苦目眩，脉弦有力。②血瘀证：舌色暗，舌下静脉迂曲，舌有瘀点瘀斑，脉沉弦涩。③膀胱湿热证：兼见尿频、急迫、灼热、涩痛，舌苔黄腻，脉滑数。

（3）变证：①浊毒犯胃证：恶心、呕吐频发，头晕目眩，周身水肿，或小便不行，舌质淡暗，苔白腻，脉沉弦或沉滑。②尿毒入脑证：神志恍惚，目光呆滞，甚则昏迷，或突发抽搐，鼻衄齿衄，舌质淡紫有齿痕，苔白厚腻，脉沉弦滑数。③水气凌心证：气喘不能平卧，畏寒肢凉，大汗淋漓，心悸怔忡，肢体浮肿，下肢尤甚，咳吐稀白痰，舌淡胖，苔白滑，脉疾数无力或细小短促，无根或结代。

一、药物外治法

(一) 灌肠疗法

✍ 处方 036

大黄 30g，生牡蛎 30g，薏苡仁 30g，附子 10g，败酱草 30g，蒲公英 30g，槐米 30g。

【用法】采用水煎方式将药物熬制成 400ml 药液，之后分为两袋，每袋 200ml。令患者将大便排净，使用温水为其清洗肛周部位并涂抹适量润滑油。取膝胸位，若患者不耐受或年龄较大可取左侧位，并在其臀下位置垫上棉垫，并将臀部向上抬高 10cm。将之前备用的 200ml 中药药液加热至温热状态，约 37℃，后倒入空液体瓶内。将去掉头皮针的输液器插入 14 号导尿管。在患者臀部下方垫好治疗巾、橡胶单，并将输液管中的空气排出，将输液器关闭。将导尿管前端润滑，缓慢插入患者肛门，期间观察患者耐受情况。导尿管插入深度控制在 25cm 左右，将输液器开关打开，滴速调整为 200 滴/分钟。灌肠结束后关闭输液器，将导尿管缓慢拔出。令患者保持左侧卧位 15 分钟，之后可改为仰卧位，但期间仍需将臀部抬高 10cm，持续 0.5~1 小时。灌肠治疗每天 1 次，1 个疗程为 4 周。

【适应证】中、晚期脾肾阳虚型糖尿病肾病肌酐、尿素氮升高患者。

【注意事项】近期行痔疮手术、肛周脓肿及腹泻者禁用；有肠道恶性肿瘤、肠道重度溃疡及出血者慎用。

【出处】庞国明.《糖尿病诊疗全书》中国中医药出版社.

✍ 处方 037

酒大黄 9g（另包，后下），川芎 10g，赤芍、煅牡蛎各 20g，黄芪、白花蛇舌草、车前草、怀山药各 30g。

【用法】浓煎 150ml，于每日上午高位滴注保留灌肠，30 天为 1 个疗程。

【适应证】中、晚期气血两虚型糖尿病肾病大量蛋白尿或肌酐、尿素氮升高者。

【注意事项】有肠道恶性肿瘤、肠道重度溃疡及出血者慎用。

【出处】《中国中医急症》2010，5（19）：755–756.

处方 038

大黄 30g，煅牡蛎 30g，草果仁 20g，地榆炭 30g，白花蛇舌草 30g，半枝莲 30g，肉桂 30g。

【用法】上药水煎 400ml。维持药温 37~38℃，取中药灌肠器插入肛门 15~30cm，将 200ml 药液缓慢注入，每日 1~2 次，15 天为 1 个疗程。灌肠后抬高臀部，左侧卧位保留。以每日排便 2~4 次为宜。

【适应证】中、晚期糖尿病肾病肌酐、尿素氮升高者。

【注意事项】有肠道恶性肿瘤、肠道重度溃疡及出血者慎用。

【出处】庞国明.《糖尿病诊疗全书》中国中医药出版社.

（二）中药离子导入法

处方 039

水蛭 26g，丹参 60g，全蝎 10g，虎杖 60g，地龙 60g，延胡索 60g，红花 30g，乳香 20g，没药 30g，三棱 50g，桃仁 30g，莪术 30g，郁金 30g 等 16 味中草药。

【用法】水煎浓缩，呲入吸附垫中，置双肾区，通过离子导入仪导入，每 30 分钟，每日 1 次，90 天为 1 个疗程。

【适应证】糖尿病肾病Ⅲ期 ~Ⅳ期尿蛋白升高者。

【注意事项】局部皮肤破溃者禁用；在接受治疗期间避免使用刺激性食物；禁烟、酒；保持皮肤卫生；治疗过程中防止皮肤烫伤。

【出处】《中医外治杂志》2008，2（17）：17–18.

（三）穴位贴敷法

处方 040

丹参 20g，黄芪、葛根各 15g，桃仁 10g，肉桂 5g。

【用法】上药研细末，加蜂蜜调匀后贴敷于气海、关元、三阴交、涌泉、脾俞、肾俞，外用胶布固定，每周 2 次，每次贴敷 4 小时。连续治疗 8 周。

【适应证】糖尿病肾病Ⅱ期～Ⅲ期尿蛋白升高者。

【注意事项】对上述药物过敏及局部皮肤破溃者禁用；在接受治疗期间避免食用刺激性食物；禁烟、酒；保持皮肤卫生。

【出处】《陕西中医》2019，35：24-25.

处方 041

黄精、黄芪各 30g，穿山甲 15g（现用他药替代），大黄、土鳖虫各 10g。

【用法】诸药研为细末，用时以适量姜汁调制为糊状，在神阙穴、双涌泉穴、双肾俞穴外敷，外用麝香壮骨膏在每晚入睡前敷药，早晨去除，1 天 1 次，8 周为 1 个疗程。

【适应证】气阴两虚型糖尿病肾病Ⅲ期～Ⅳ期有大量蛋白尿的患者。

【注意事项】对上述药物过敏及局部皮肤破溃者禁用；在接受治疗期间避免食用刺激性食物；禁烟、酒；保持皮肤卫生。

【出处】《中医研究》2019，32：33-34.

（四）熏洗疗法

处方 042

丹参 30g，黄芪 40g，红花 20g，车前草 30g。

【用法】先将药加水浸泡 20 分钟，煮沸后再煮 10 分钟，将双足放至足盆上先熏，待药液温度降至 35~40℃时开始泡足，浸泡中逐渐加入热水，使水温维持在 40℃左右，水面在踝关节 10cm 以上，最好至足三里穴，每次浸泡 20 分钟，每天 1 次，4 周为 1 个疗程。

【适应证】糖尿病肾脏病，症见下肢水肿者。

【注意事项】治疗期间需专人护理，控制水温、熏洗时间，使既能达到适宜的温度以助药力又能确保安全，有条件者建议使用恒温桶设定药液温度；有对处方中中药成分过敏者须调整方剂，或停止应用；皮肤破溃者禁用。

【出处】《四川中医》2013，6：109-110.

（五）穴位注射法

处方 043

黄芪注射液。取穴：双侧肾俞、足三里。

【用法】选择适宜的消毒注射器和针头，抽取 1ml 黄芪注射液，在穴位局部消毒后，右手持注射器对准穴位，快速刺入皮下，然后将针缓慢推进，达一定深度后产生得气感应，如无回血，便可将药液注入，隔日 1 次，4 周为 1 个疗程。

【适应证】糖尿病肾脏病出现蛋白尿、乏力症状者。

【注意事项】有出血倾向者禁用；严格消毒，防止感染；如注射后局部红肿、发热等，应及时处理。

【出处】《上海针灸杂志》2013，9（32）：729-730.

（六）外敷疗法

处方 044

芒硝 2000g，大黄粉 100g，乳香 100g，没药 100g，冰片 20g，肉桂 50g。

【用法】将上药研磨成细粉，装入自制药袋中，根据水肿范围确定选择大、小药袋，嘱患者平卧，保持水肿下肢伸直，将药袋平铺于水肿处，用系带上下捆扎小腿部，松紧适宜为度，尽量全部覆盖水肿部位。嘱外敷时减少下床活动，活动不便时可解下药袋，保证每日药袋外敷 3 小时。视药袋中药物的湿结成块程度决定是否更换药袋，若经过手动重复摇匀后，药袋中有超过 70% 的药物凝结成块，即可更换新药袋。平均 2 天更换 1 次药袋，7 天为 1 个疗程，共治疗 2 个疗程。

【适应证】糖尿病肾病下肢水肿明显者。

【注意事项】皮肤感染者禁用。

【出处】《世界中西医结合杂志》2017，10（12）：1425-1428.

（七）冰硝散塌渍联合空气波压力治疗

处方 045

芒硝 2000g，冰片 20g。

【操作】上药制成药袋外敷双下肢，同时使用空气压力治疗仪，选择压力 20~120mmHg，每天 1 次，1 次 30 分钟。

【适应证】糖尿病肾病症见下肢水肿者。

【注意事项】下肢破损及感染者禁用。

【出处】《中国中西医结合肾病杂志》2019，8（20）：699-700.

二、非药物外治法

（一）艾灸疗法

处方 046

肾俞，膈俞。

【操作】清艾条行温和灸法灸肾俞、膈俞，每穴每次 15 分钟。每日 1 次，每星期 6 次，2 个星期为 1 个疗程。

【适应证】糖尿病肾脏病早期属气阴两虚型，有蛋白尿的患者。

【注意事项】皮肤破损者禁用。

【出处】《上海针灸杂志》2012，12：891-892.

处方 047

第 1 组选穴：双侧肝俞、脾俞、三焦俞、肾俞。第 2 组选穴：双侧腹哀、腹结、章门、足三里，关元。阴虚热盛证加大陵、复溜；气阴两虚证加气海、关元；阴阳两虚证加关元、命门；血瘀气滞证加血海、阳陵泉。

【操作方法】以上 2 组选穴，轮换灸，每次每穴非化脓麦粒灸 5~7 壮。9 次为 1 个疗程，1 个疗程结束后，休息 1 周，再进行第 2 个疗程。总共治疗 3 个疗程。

【适应证】气阴两虚型糖尿病肾病Ⅲ期患者。

【注意事项】局部皮肤破损者禁用；治疗期间禁食辛辣、刺激食物；防止烫伤。

【出处】《世界中医药》2019，5（14）：1106-1109.

（二）针刺疗法

处方 048

夹脊穴，胃脘下俞（第 8 胸椎棘突下，旁开 1.5 寸），期门，章门，中脘，天枢，地机，太溪。

【操作】夹脊穴用 2 寸毫针，余穴用 3 寸毫针。操作：第 7 颈椎至第 5 腰椎夹脊穴，以 45° 角向脊中线刺入 0.5~1.0 寸。分两组（隔 1 椎取 1 穴），2 组交替。行提插补泻法，3 周为 1 个疗程，共治疗 3 个疗程。

【适应证】脾肾亏虚兼血瘀型糖尿病肾病 II 期 ~III 期患者。

【注意事项】治疗期间禁食辛辣刺激食物；针刺处尽量保持清洁干燥；避免伤口感染。

【出处】《河南中医》2017，6（37）：1057–1059.

处方 049

第 1 组穴位：中脘，足三里，血海，地机，天枢，支沟，太溪，白环俞，肾俞，膏肓俞，阴陵泉，中极。第 2 组穴位：脾俞，风池，胃俞，胰俞，志室，三阴交，涌泉，肺俞，肝俞，丰隆，膈俞，三焦俞，复溜。

【操作】分两组腧穴，针刺得气后平补平泻，留针 30 分钟。2 组均以 4 周为 1 个疗程。

【适应证】气血亏虚型糖尿病肾病患者。

【注意事项】为了防止血肿的发生，针刺前应仔细检查针具，针尖有钩的不能使用；针刺时一定要注意仔细察看皮下血管走行，避开血管再行针刺。

【出处】《中国民间疗法》2017，3（25）：57–58.

（三）穴位埋线

处方 050

脾俞、足三里、肾俞、胰俞为主穴。配穴：血瘀证加血海、膈俞；痰湿证加丰隆；阴虚证加三阴交。

【操作】患者取舒适体位，常规消毒，采用注线法，使用 8 号一次性注射针头，用消毒镊子将 0.5~1cm 长 2/0 号羊肠线置于一次性注射针头前端内，快速刺入选定穴位皮下，进针深度为 1~1.5cm，局部有酸胀麻感，即得气后用 0.30mm×40mm 一次性针灸针插入针管内，将羊肠线推入穴位后，拔出注射针头，针孔处用创可贴覆盖。6 小时后可以淋浴，不影响任何活动。每 10 天穴位埋线 1 次，治疗 3 个月。

【适应证】主穴适用于气阴两虚型糖尿病肾病Ⅲ期患者。

【注意事项】高敏体质者慎用；治疗期间禁食辛辣、刺激食物；埋线处尽量保持清洁、干燥，避免伤口感染。

【出处】《中国针灸》2012，5（32）：390-393.

（四）耳穴压豆法

处方 051

耳穴：胰，胆，内分泌，脾，肾，膀胱。

【操作】耳廓常规用 75% 乙醇消毒，然后用镊子将粘有 1 粒王不留行籽的方形小胶布（0.6cm×06cm）对准耳穴，贴紧后以拇指和食指置于耳廓的正面和背面进行对压按揉，手法由轻到重，至患者有胀、酸感或微感刺痛及耳廓发热为度。每次贴压一侧耳穴，嘱患者每日餐前按压耳穴处 3 分钟，3 次 / 天。每隔 3 天换药 1 次，贴压另一侧耳穴，共治疗 12 周。

【适应证】气阴两虚型糖尿病肾病早期患者。

【注意事项】耳廓皮肤有炎症或冻伤者不宜采用。

【出处】《中医临床研究》2014，14（6）：38-39.

综合评按：糖尿病肾脏病是临床常见的糖尿病并发症，已成为终末期肾病的主要原因，也是糖尿病患者的主要死亡原因之一。糖尿病肾脏病一旦进入临床期，其发展难以逆转，西医西药疗效有限，而中医中药在治疗糖尿病肾脏病、延缓其发展方面有一定的优势。除了传统口服中药汤剂外，针灸、穴位敷贴、耳穴压豆、灌肠等外治疗法作为辅助治疗方法也逐渐被接受和关注，并取得一定的疗效。随着技术手段的不断进步，外治疗法的安全性不断上升，使其优势愈加显现。实践证明，其在改善临床症状、降低各项生化指标、保护肾脏、延缓糖尿病肾病进展、提高患者生存质量方面均有着显著的作用。特别要提出的是，中药灌肠方能改善患者中医症状，同时可以保护肾脏，降低肌酐及尿微量白蛋白水平，延缓糖尿病肾病的进展，提高患者生存质量，且副作用小，安全，治疗方便。本节收录 16 种外治疗法、中药熏洗法、穴位注射、针刺、耳穴压豆及穴位埋线，具有副作用较小、费用低廉、操作简单方便、易于推广等优势，且能调节机体阴阳平衡，有效控制和延缓病情的进展，疗效肯定。中医外治法作为治疗糖尿病肾脏病的有效治疗方法，联合内治法疗效显著，并可以弥补内治法的不足，可行性高，值得在临床中广泛应用。

第五节　糖尿病足

糖尿病足属于中医消渴病之兼证"脱疽"，其有关论述可见于许多中医古籍。最早见于《黄帝内经》，《灵枢·痈疽》谓："发于足指，名脱痈。其状赤黑，死不治；不赤黑，不死。不衰，急斩之，不则死矣。"隋代巢元方《诸病源候论》亦记载："其病变多发痈疽。"元代罗天益《卫生宝鉴》记载："消渴者足膝发恶疮，至死不救。"明代汪机《外科理例》云："丁生手足指，或足溃而自脱，故名脱疽；有发于手指者，名蛀节。"清代魏之琇《续名医类案》载："一男，因服药后做渴，左足大趾患疽，色紫不痛，若黑若紫即不治。"这说明古代医家已认识到糖尿病可以并发肢体坏疽，并对其症状做了相关描述。

1. 临床诊断

（1）糖尿病患者并发肢端血管和神经病变或合并感染。

（2）糖尿病患者肢端并发湿性坏疽或干性坏疽的临床表现和体征，并符合 0~5 级坏疽标准。

（3）踝/臂血压指数比值小于 0.9，并有缺血的症状和体征。

（4）超声彩色多普勒检查显示肢端血管变细，血流量减少，造成缺血或坏疽。

（5）血管造影证实血管腔狭窄或阻塞，并有临床表现。

（6）电生理检查周围神经传导速度减慢，或肌电图体感诱发电位异常改变。

（7）微循环障碍明显。

（8）经皮氧分压测定小于 30mmHg，提示周围血管供应不足，溃疡不易愈合。

（9）皮肤温度的检查可见皮温下降。

（10）X 线检查显示骨质疏松、脱钙，骨质破坏，有骨髓炎或关节病变，手足畸形及夏科关节等改变。

具备前 2 条并具后 3~10 条任何 1 条即可确诊。

2. 中医分型

（1）气阴两虚、脉络瘀阻证：患肢麻木、疼痛，状如针刺，夜间尤甚，痛有定处，足部皮肤暗红或见紫斑，或间歇性跛行，或患足肉芽生长缓慢，四周组织红肿已消。舌质紫暗或有瘀斑，苔薄白，脉细涩，趺阳脉弱或消失，局部皮温凉。

（2）湿热毒盛证：患足局部漫肿、灼热、皮色潮红或紫红，触之患足皮温高或有皮下积液，有波动感，切开可溢出大量污秽臭味脓液，周边呈实性漫肿，病变迅速，严重时可累及全足及小腿，舌质红绛，苔黄腻，脉滑数。趺阳脉可触及或减弱，局部皮温偏高。

（3）气血亏虚、湿毒内蕴证：神疲乏力，面色苍黄，气短懒言，口渴欲饮，舌淡胖，苔薄白，脉细无力。患肢麻木、疼痛明显，夜间尤甚，足部皮肤感觉迟钝或消失，局部红肿，间歇性跛行，或见疮口脓汁清稀较多或足创面腐肉已清，肉芽生长缓慢，经久不愈，趺阳脉搏动减弱或消失。

（4）肝肾阴虚、痰瘀互阻证：腰膝酸痛，双目干涩，耳鸣耳聋，手足心热或五心烦热，肌肤甲错，口唇舌暗，或紫暗有瘀斑，舌瘦苔腻，脉沉弦。局部见病变已伤及骨质、筋脉。溃口色暗，肉色暗红，久不收口。

（5）脾肾阳虚、经脉不通证：腰膝酸软，畏寒肢冷，耳鸣耳聋，大便溏，肌瘦乏力，肌肤甲错，舌淡暗，脉沉迟无力或细涩。局部见足发凉，皮温下降，皮肤苍白或紫暗，冷痛，间歇性跛行或剧痛，夜间尤甚，严重者趾端干黑，逐渐扩大，溃口色暗，久不收口，趺阳脉搏动减弱或消失。

一、药物外治法

（一）中药足浴法

⚕ **处方 052**

黄柏 30g，白及 20g，苦参、忍冬藤、生地榆、连翘、蒲公英各 15g。

【用法】煎药机煎制，滤净中药渣，防止对疮面再损伤。药量为 1000~1500ml，温度为 38~40℃，药液没过双足，浸泡 20~30 分钟。完毕，清除坏死组织，再以浸湿药液的纱布（以不滴水为好）湿敷疮面，保持其湿润，干纱布覆盖固定，每日 1~2 次。

【适应证】糖尿病足疮面局部红、肿、热、痛明显，热毒较盛者。

【注意事项】疮面苍白，分泌物清稀，证属寒湿阴疮者慎用。

【出处】《陕西中医》2005，26（5）：1054-1055.

⚕ **处方 053**

川桂枝、川乌、草乌、川椒、北细辛、制乳香、制没药各 10g，皂角刺、红花各 20g。

【用法】上药加水煎成 1500ml 药液浸泡，水温度为 38~40℃，药液没过双足，浸泡 20~30 分钟。完毕，用干净毛巾擦拭干净，穿合适鞋袜。每日 2 次，每次 30 分钟。

【适应证】下肢无破溃流脓，见肢体麻木，肤色暗红或青紫，局部刺痛，或疮口结黑痂者。

【注意事项】水温适度，防止烫伤；浸泡完毕用干净毛巾擦拭，穿合适鞋袜。

【出处】庞国明.《糖尿病诊疗全书》中国中医药出版社.

（二）外敷疗法

⚕ **处方 054**

大叶桉叶、金银花、紫花地丁、蒲公英各 50g，延胡索 20g，赤芍、牡丹皮各 l5g。

【用法】加水煎药汁 500ml，放置至常温，滤净中药渣，清洗创面，完毕，清除坏死组织，再以浸湿药液的纱布（以不滴水为好）湿敷疮面，保持其湿润，干纱布覆盖固定，每日 1~2 次。

【适应证】局部溃破见疮口大量流脓，气味恶臭，疼痛剧烈者。

【注意事项】水温不宜过高，常温即可，不可浸洗时间过长，20~30 分钟为宜；治疗期间饮食应以温、软、淡、素、鲜为宜，戒烟、酒、浓茶、咖啡；忌刺激性及过冷、过烫、过硬或粗糙、辛辣肥甘和阻塞气机的甘薯、土豆等食物。

【出处】庞国明.《糖尿病诊疗全书》中国中医药出版社.

处方 055

如意金黄散 20g。

【用法】用清茶或醋调开，外敷于脓肿区域，厚度为 2~3mm，每次 1~2 小时，每日 2 次，至脓肿消失为止。

【适应证】糖尿病足局部红、肿、热、痛者。

【注意事项】局部痈肿溃破慎用；治疗期间忌食辛辣、刺激食物。

【出处】《河南中医》2014，34（10）：1996.

处方 056

三黄散 20g。

【用法】用清茶或醋调开，外敷于脓肿区域，厚度为 2~3mm，每次 1~2 小时，每日 2 次，至脓肿消失为止。

【适应证】糖尿病足局部红、肿、热、痛者。

【注意事项】局部痈肿溃破慎用；治疗期间忌食辛辣、刺激食物。

【出处】庞国明.《糖尿病诊疗全书》中国中医药出版社.

处方 057

青黛散 20g。

【用法】用清茶或醋调开，外敷于脓肿区域，厚度为 2~3mm，每次 1~2 小时，每日 2 次，至脓肿消失为止。

【适应证】糖尿病足局部红、肿、热、痛者。

【注意事项】局部痈肿溃破慎用；治疗期间忌食辛辣、刺激食物。

【出处】庞国明.《糖尿病诊疗全书》中国中医药出版社.

处方 058

荆芥 150g，独活 50g，赤芍 60g，白芷 30g，石菖蒲 45g。

【用法】共研细末，热酒或麻油调敷，每日 1 次。

【适应证】气虚阴寒血瘀型糖尿病足患者。

【注意事项】糖尿病足局部红、肿、热、痛，属热毒炽盛者慎用。

【出处】庞国明.《糖尿病诊疗全书》中国中医药出版社.

（三）箍围法

处方 059

生石膏、大黄、乳香，三药比例为 5 : 2 : 1。

【用法】上药按比例共同超微粉碎，混匀，消毒保存，使用时与 0.9% 氯化钠以 1g : 1ml 比例调成糊状，均匀环敷于溃疡面周围，厚度约 2mm，范围超过溃疡周围红肿区域 1cm，溃疡表面禁敷箍围药。箍围药保持 24 小时，每日换药，7 天为 1 个疗程。

【适应证】早期糖尿病足溃疡，局部见红、肿、热、痛，证属热毒炽盛者。

【注意事项】疮面漫肿不红，证属气虚阴寒型糖尿病足者慎用；治疗期间忌寒凉、辛辣、刺激食物；保持良好心态，避免剧烈活动。

【出处】《中国临床医生杂志》2015，43（1）：71–73.

二、非药物外治法

（一）艾灸疗法

处方 060

足三里，涌泉，三阴交，神阙，冲阳，涌泉。

【操作】艾条回旋灸，每次 4~6 穴，15~25 分钟 / 穴，日 1 次，8~10 天为 1 个疗程。

【适应证】0 级糖尿病足患者。

【注意事项】避免烫伤。

【出处】《实用糖尿病杂志》2018，2（14）：32–33.

（二）针刺疗法

处方 061

主穴：脾俞，膈俞，胰俞，曲池，三阴交，脉根，上曲泉，脉生。配穴：肺俞，胃俞，肝俞，中脘，然谷，阴陵泉。

【操作】毫针针刺，留针 20~30 分钟 / 次，1 次 / 日或隔日 1 次。1 个疗程为 10 天，3~5 天后行下 1 个疗程。

【适应证】糖尿病足 3 级以下患者。

【注意事项】不宜单独使用，多配合其他外治法治疗。

【出处】《世界最新医学信息文摘》2018，18（98）：139–140.

（三）半导体激光治疗仪照射

处方 062

【操作】采用半导体激光治疗仪照射，波长为 810mm，输出功率为 350~500 m W。垂直照射病灶区，照射距离一般为 2~3cm，照射时间为 10~15 分钟，每日 1 次（注意避免直接照射到眼睛）。多处皮肤感染可分区照射，15 天为 1 个疗程，如无好转，间隔 2 天进行第 2 个疗程照射治疗，皮肤感染痊愈停止治疗。

【适应证】各种证型糖尿病足。

【注意事项】治疗期间禁食辛辣、刺激食物。

【出处】《中国冶金工业医学杂志》2012，5：540.

（四）毫米波治疗

处方 063

采用 HB/H 毫米波治疗仪，连续波频率：（36.0 ± 3.6）mHz，功率 2W 照射破溃处。

【操作】每次 3 分钟。治疗器距溃疡部位间隙控制在 5~10mm，浅表溃疡 1 次 / 天，深溃疡 2 次 / 天，15 天为 1 个疗程。

【适应证】糖尿病足属热盛肉腐者。

【注意事项】治疗期间禁食辛辣、刺激食物。

【出处】《中外医学研究》2012，21：18-19.

（五）电磁波治疗

处方 064

抗菌药物 +20U 普通胰岛素 +1mg 维生素 B_{12}+200mg 维生素 B_1+100ml 生理盐水。

【操作】以上药物充分混匀，于创面处均匀喷洒。创面均匀涂一层湿润烧伤膏，充分暴露创面，使用电磁波照射 15~20 分钟。

【适应证】糖尿病足 1~2 期感染程度轻者。

【注意事项】治疗期间禁食辛辣、刺激食物。

【出处】《中华医院感染学杂志》2014，16：4036-4037，4040.

综合评按：糖尿病足中医外治法多种多样，因剂型丰富、辨证处方、用药简便、不良反应少、高效价廉、无创、少痛苦、少污染等优势逐渐成为治疗糖尿病足的一大特色。目前常用的外用药剂型包括洗剂、掺药、泡腾剂、溶液、湿敷剂、膏药、油膏、酊剂、擦剂等，尤以洗剂、湿敷剂和膏药最为多用。外治用药多根据糖尿病足病变的范围、局部分泌物的多少、创面的深浅、创面愈合的不同阶段，分别采取不同的外用药物。可以在辨证论治的基础上，根据患者的临床表现，如有无破溃、流脓及患者的虚实寒热，适当地选择外用药物进行熏洗或者外敷。如下肢无破溃、流脓者，见肢体麻木，肤色暗红或青紫，局部刺痛，或疮口结黑痂，选用活血、散寒、解毒药物，拟活血散寒洗剂。若局部红、肿、热、痛，选用养阴、清热、解毒药物。局部溃破者，见疮口大量流脓，气味恶臭，疼痛剧烈，选用清热、解毒药物。另外针灸、足底按摩等也是治疗糖尿病足的有效方法，值得临床广泛应用。中药外敷在糖尿病足治疗中应用非常广泛，疗效突出，在临床应用中，外敷中药可按阴阳证型辨证选择使用祛腐或生肌的药物。如蚓黄散、冲和膏治疗气虚阴寒血瘀型糖尿病足患者，疗效很好。亦可根据糖尿病足分期选择用药，肿疡期以消通为主，局部红肿热痛者可用金黄膏、三黄散、黄水纱或青黛散外敷；局部凉、麻，有腐烂、发黑坏趾者，可用红油膏、九一丹；溃疡、腐肉未脱，可用玉红纱；引流后好转缓解期（术后第 5 天~2 周）和恢复期采用祛腐生肌油纱局部外敷。剂型选择应依坏疽性质而定，干性疗法可选用酊剂、散剂、草药等，湿性疗法可选用膏药、油膏、油纱条等。

第六节　糖尿病膀胱

糖尿病膀胱又称糖尿病神经源性膀胱尿道功能障碍。糖尿病膀胱是临床常见糖尿病慢性并发症之一。其临床表现为膀胱残余尿增多、尿潴留、充盈性尿失禁等。属中医学"癃闭""遗尿"范畴。

1. 临床诊断

（1）符合 1999 年 WHO 提出的糖尿病诊断标准。

（2）参考《泌尿外科疾病诊断和鉴别诊断》糖尿病神经源性膀胱尿道功能障碍的诊断标准，有不同程度的尿潴留、尿频、尿急、尿线细、尿滴沥等下尿路症状。

（3）相关检查：B 超检查膀胱残余尿 > 150ml；血流动力学检查显示膀胱尿道功能障碍收缩无力，膀胱内排尿压低于 15cm H_2O；尿流速度（最大尿流率）小于 10ml/s；逼尿肌与尿道外括约肌协调不全；最高膀胱内压在 1.47kPa 以下；膀胱依从性在 0.49kPa 以下；逼尿肌 1.47kPa 以上的无抑制收缩。排除由于前列腺增生、膀胱结石、肿瘤、外伤所致尿潴留。

（4）排除尿路梗阻、尿路感染、脊髓肿瘤及外伤等致膀胱神经病变。

2. 中医分型

（1）湿热下注证：尿频、急迫、灼热、涩痛，舌苔黄腻，脉滑数。

（2）湿瘀蕴结证：尿频、急迫、灼热、涩痛，舌苔黄腻、舌色暗，舌下静脉迂曲，有瘀点瘀斑，脉滑数或脉沉弦涩。

（3）肝郁气滞证：尿浊，神疲乏力，气短懒言，咽干口燥，头晕多梦，或尿频尿多，手足心热，心悸不宁，舌体瘦薄，质红或淡红，苔少而干，脉沉细无力。

（4）中气下陷证：尿浊，神疲乏力，气短懒言，面色淡白或萎黄，头晕目眩，唇甲色淡，心悸失眠，腰膝酸痛，舌淡脉弱。

（5）肾阳不足证：尿浊，神疲畏寒，腰膝酸冷，肢体浮肿，下肢尤甚，面色㿠白，小便清长或短少，夜尿增多，或五更泄泻，舌淡体胖有齿痕，脉沉迟无力。

一、药物外治法

（一）外敷疗法

🥣 处方 065

吴茱萸 100g，小茴香 100g，乳香 100g，没药 100g。

【用法】上药混匀打粉。每人次取中药粉 20g，配以白醋加热（至适宜温度 40~50℃），烫熨患者小腹，并用 TDP 照射，照射距离为 35~40cm，每次热敷及照射 30 分钟，每天早晚各 1 次，7 天为 1 个疗程，视患者情况治疗 1~2 个疗程。

【适应证】糖尿病膀胱排尿困难、尿潴留者。

【注意事项】用药当天应忌食刺激性及生冷食物，戒烟酒、浓茶、咖啡。

【出处】庞国明 .《糖尿病诊疗全书》中国中医药出版社 .

（二）穴位贴敷法

🥣 处方 066

熟地黄 30g，肉桂 15g，黄芪 30g，山茱萸 15g，炮附子 15g，怀牛膝 15g，泽泻 15g，车前子 15g。

【用法】上述药物研末后用姜汁调成膏状，放于敷贴内，贴于中极、关元、气海、肾俞、膀胱俞等穴位，保留 4~6 小时，1 次 / 天，30 天为 1 个疗程。

【适应证】糖尿病膀胱证属阳气亏虚者。

【注意事项】湿热下注型慎用；用药当天应忌食刺激性及生冷食物，戒烟、酒、浓茶、咖啡。

【出处】《中医临床研究》2016，8（16）：34–37.

处方 067

附子、桂枝、白芥子、细辛、生姜等。

【用法】上述药物研末后用姜汁调成膏状，放于敷贴内，贴于八髎、气海、关元穴，保留 4~6 小时，1 次 / 天，干预 4 周。

【适应证】糖尿病膀胱证属阳气亏虚者。

【注意事项】湿热下注型慎用；用药当天应忌食刺激性及生冷食物，戒烟、酒、浓茶、咖啡。

【出处】《护理学报》2015，22（13）：62-63.

（三）穴位注射法

处方 068

黄芪注射液 10ml。

【用法】取关元、三阴交、膀胱俞及肺俞，穴位皮肤常规消毒后，用 5ml 注射器（0.45mm × 16mm 针头）分两次抽取黄芪注射 10ml，缓慢进针约 2/3，有针感时回抽无血后缓慢注入药液，关元穴、膀胱俞穴每穴注入 2ml，其余每穴注入 1ml，拔出针后，用消毒干棉签轻压局部以防出血。每日治疗 1 次，10 天为 1 个疗程，1 个疗程结束后间隔 3~5 天行下 1 个疗程，共治疗 3 个疗程。穴位注射前嘱患者反复用力，利用腹压排尿，每次排尿时间不少于 5 分钟。

【适应证】糖尿病膀胱属中气下陷及肾阳亏虚型。

【注意事项】避免皮肤破损、溃烂。

【出处】《中国临床医生》2012，40（12）：57-59.

处方 069

维生素 B_1 注射液、利多卡因注射液各 0.5ml。

【用法】取足三里、三阴交、委中三个穴位，将维生素 B_1 注射液、利多卡因注射液注入以上三个穴位中，每个穴位注射量为 0.5ml，每日 1 次。

【适应证】糖尿病膀胱各种证型。

【注意事项】避免皮肤破损、溃烂。

【出处】《光明中医》2016，31（14）：2115-2116.

二、非药物外治法

（一）艾灸疗法

处方 070

关元，中极，肾俞，膀胱俞，三焦俞。

【操作】穴位充分暴露，用食用盐于穴位上平铺 1.5cm×0.1cm 范围大小的圆形，用高 1.0cm、底径为 0.8cm 大小的艾炷隔盐艾灸，每穴 5 壮，1 次/天。7 天为 1 个疗程，共治疗 4 个疗程。

【适应证】糖尿病膀胱各种证型。

【注意事项】不宜在饭前空腹时或饭后立即施灸；不宜在过劳、过饿、酒醉、情绪不稳时施灸；灸后饮温开水一杯补充水分；若施灸部位皮肤过红时局部可涂抹湿润烧伤膏以避免烫伤起疱；患有皮肤感觉减弱或过敏者慎用。

【出处】《光明中医》2017，32（4）：509-511.

（二）针刺疗法

处方 071

关元，中极，气海，足三里，三阴交。

【操作】患者取仰卧位，常规消毒后取 0.25mm×40mm 毫针，于关元、中极、气海穴直刺 1 寸，足三里、三阴交直刺 2 寸，施补法 1 分钟，起针，每日 1 次。10 天为 1 个疗程。

【适应证】糖尿病膀胱各种证型。

【注意事项】过于饥饿、疲劳、精神高度紧张者不宜行针刺；体质虚弱者针刺不宜过强，并尽可能采取卧位。

【出处】《西部医学》2015，25（11）：1687-1689.

处方 072

骶四穴。

【操作】根据阴部神经走向选取骶尾部穴位，即骶尾关节旁开 1cm 处（双侧）和尾骨尖旁开 1cm 处（双侧），共 4 个穴位，简称骶四穴。均使用 4 寸（0.35mm×100mm）针灸针进行针刺。骶尾关节处穴位使用长针进行直刺，针刺深度为 3~3.5 寸（80~95mm，深度因个人体质而异），使针感放射至尿道或肛门；尾骨尖处穴位使用长针向坐骨直肠窝方向斜刺，针刺深度为 3~3.5 寸（80~95mm，深度因个人体质而异），使针感放射至尿道周围。针感达上述部位后连接电针治疗仪，共两根电极（左右各一根），骶尾关节边缘处穴位（双侧）连接正极，尾骨尖处穴位（双侧）连接负极，电针采用连续波，频率为 2.5Hz（120~150 次 / 分钟），电针期间使尿道周围的肌肉持续收缩，并保持尿道持续的反射性刺激感，强度以患者感到舒适或适中为度，每次电针持续 45 分钟。

【适应证】糖尿病膀胱各种证型。

【注意事项】过于饥饿、疲劳、精神高度紧张者不宜行针刺；体质虚弱者针刺不宜过强。

【出处】《针灸临床杂志》2019，35（1）：34–36.

（三）耳穴压豆法

处方 073

耳穴：肾，膀胱，交感，艇角，皮质下，三焦。

【操作】用 75% 乙醇消毒后将王不留行籽置于 0.5cm×0.5cm 大小的医用胶布中间，贴于穴位处，单耳贴压，每天按压 3 次，每次按压 5 分钟，依患者疼痛耐受程度掌握按压力度。每 3 天两耳交换耳穴压籽。连续治疗 5 天，休息 2 天，4 周为 1 个疗程。

【适应证】糖尿病膀胱各种证型。

【注意事项】及时更换耳穴部位，避免穴位贴压时间过长造成皮肤破损、溃烂。

【出处】《长春中医药大学学报》2016，32（5）：1002–1004.

（四）中频脉冲治疗

处方 074

气海，中极，八髎，夹脊穴，关元。

【操作】低频治疗仪设置电脉冲频率为50Hz，电流强度以患者可耐受为宜，指导患者取仰卧位，将电极连接气海、中极、八髎、夹脊穴、关元等，每日1次，每次20分钟，连续治疗20天为1个疗程。

【适应证】糖尿病膀胱各种证型。

【注意事项】局部皮肤破损或有感染者禁用；体质虚弱者电流强度不宜过强，并尽可能采取卧位。

【出处】《中医临床研究》2018，10（29）：57–58.

综合评按：本节收录常用外治法10种，主要以缓解排尿困难、尿失禁、尿潴留等症状为主。其中临床最常用、疗效突出的为中药热敷、针刺、艾灸治疗。艾灸、中药热敷主要用于虚证，针刺多用于实证、穴位注射、中药穴位贴敷、耳穴压豆、中频脉冲治疗等辨证选穴用药适用于临床各证型。以上各法在应用过程中均要遵循辨证论治和整体观念的思想，如针灸、耳穴、穴位注射在取穴时要注意除选用本经穴位外，还应考虑相表里及相互影响的他经穴位，配合选用。目前临床上糖尿病膀胱的治疗都走向了联合治疗方向，在注射胰岛素、服用降糖药物或服用中医辨证论治的方药的基础上，联合中医外治法中的针刺、艾灸、穴位贴敷、外敷、耳穴压豆等取得了更加理想的效果。但是，其中也存在问题，比如缺少大范围、大样本的规范性研究，缺乏长期疗效观察。糖尿病膀胱是典型的糖尿病慢性并发症，需要长期的治疗，而大部分实验时间都是短期的，一般不超过3个月，难以说明长期治疗的效果；部分试验设计简单，对照试验不够精确，对选取样本的描述简略，使试验质量难以得到保证；外治法如针灸、推拿等手法多样，穴位繁多，强度因人而异，疗效评价多采用显效率、满意度等标准，缺乏精确的量化标准，实验重复困难，不利于临床推广，评价结果亦缺乏可信度。综上，为建立起统一、规范、可信、全面的中医外治疗法体系，今后的研究可向完善和规范的实验设计、建立一致的疗效评价标准和建立大规模、大范围、多协作研究项目等方面进行，以期获得更加理想的疗效。

第七节 糖尿病胃轻瘫

糖尿病性胃轻瘫是 Kassander 于 1958 年首先提出来的，即糖尿病胃动力障碍，又称糖尿病胃麻痹，指继发于糖尿病基础上，在没有胃机械梗阻的前提下出现的胃动力低下、胃排空延迟及胃节律紊乱的一种疾病，是糖尿病累及胃肠自主神经病变的一类常见胃肠道动力疾病。临床上可见厌食、恶心、早饱、呕吐、腹胀等症状，严重影响患者的生活质量。其发病与糖尿病自主神经病变、胃肠激素分泌、高血糖及微血管病变等密切相关。

1. 临床诊断

（1）有明确的糖尿病病史。

（2）存在持续性嗳气、饱胀、腹痛、厌食、恶心、呕吐等临床症状。

（3）内窥镜和钡餐检查排除机械性梗阻。

（4）同位素标记试验、胃排空试验、实时 B 超、胃压测定术、胃电图描记技术提示胃排空延迟。部分糖尿病胃轻瘫患者可无临床症状，但不能否定糖尿病胃轻瘫的存在，如果检查证实有胃排空延迟，且排除上消化道、肝胆胰等器质性病变和影响胃肠动力药物的因素，糖尿病胃轻瘫的诊断便可确立。

2. 辨病诊断

中医文献中虽无糖尿病胃轻瘫的病名，但对其早有认识。中医学将糖尿病归为"消渴病""消瘅"范畴，而根据糖尿病胃轻瘫的早饱、嗳气或泛酸等临床特点，将其归属于中医学"消渴"兼"痞满""恶心""呕吐""反胃""积滞"等范畴。其病位在胃，与脾关系密切。

3. 中医分型

（1）脾胃气虚证：脘腹痞满，纳呆食少，稍食即胀，恶心，嗳气，神疲乏力，面色少华，或大便稀溏，舌质淡，苔薄白，脉细弱。

辨证要点：脘腹痞满，纳呆食少，稍食即胀，恶心，嗳气。

（2）胃阴亏虚证：脘腹满闷，口燥咽干，不思饮食，食后饱胀，有干呕、呃逆或胃脘部烧灼感，或大便干结，舌红少津，苔薄黄或少苔，脉细数。

辨证要点：脘腹满闷，口燥咽干，不思饮食，食后饱胀。

（3）湿热中阻证：口渴多饮，脘腹痞闷，饮而少食，食后饱胀，恶心或干呕，大便干结，溏而不爽，舌淡红，苔黄腻，脉濡数。

辨证要点：口渴多饮，脘腹痞闷，饮而少食，食后饱胀，恶心或干呕。

（4）肝胃不和证：胃脘胀闷，两胁不合，嗳气频作，吞酸烧心，大便不畅，每因情志不遂而加重，舌淡，苔薄白，脉细弦或沉弦。

辨证要点：胃脘胀闷，两胁不和，嗳气频作，吞酸烧心。

一、药物外治法

（一）外敷疗法

处方 075

吴茱萸 250g。

【用法】选取吴茱萸 250g，热敷中上腹部 30 分钟。

【适应证】脾胃虚弱型糖尿病胃轻瘫。

【注意事项】①孕妇的腹部及腰骶部禁用。②严重的糖尿病、截瘫、偏瘫、脊髓空洞等感觉神经功能障碍的患者禁用。③对药物过敏者禁用。④皮肤溃疡、不明肿块或有出血倾向者禁用。⑤ 24 小时急性期内用冷敷，禁止热敷。

【出处】庞国明 .《糖尿病诊疗全书》中国中医药出版社 .

处方 076

川朴 250g。

【用法】选取川朴 250g，热敷中上腹部 30 分钟。

【适应证】气滞湿阻型糖尿病胃轻瘫。

【注意事项】①孕妇的腹部及腰骶部禁用。②严重的糖尿病、截瘫、偏瘫、脊髓空洞等感觉神经功能障碍的患者禁用。③对药物过敏者禁用。④皮肤溃疡、不明肿块或有出血倾向者禁用。⑤ 24 小时急性期内用冷敷，禁止热敷。

【出处】庞国明.《糖尿病诊疗全书》中国中医药出版社.

🥣 处方 077

吴茱萸 150g，川朴 150g。

【用法】吴茱萸 150g、川朴 150g 合用热敷中上腹部 30 分钟。

【适应证】气滞湿阻兼脾胃虚弱型糖尿病胃轻瘫。

【注意事项】①孕妇的腹部及腰骶部禁用。②严重的糖尿病、截瘫、偏瘫、脊髓空洞等感觉神经功能障碍的患者禁用。③对药物过敏者禁用。④皮肤溃疡、不明肿块或有出血倾向者禁用。⑤ 24 小时急性期内用冷敷，禁止热敷。

【出处】庞国明.《糖尿病诊疗全书》中国中医药出版社.

🥣 处方 078

莱菔子 250g。

【用法】选取莱菔子 250g，热敷中上腹部 30 分钟。

【适应证】食积气滞型糖尿病胃轻瘫。

【注意事项】①孕妇的腹部及腰骶部禁用。②严重的糖尿病、截瘫、偏瘫、脊髓空洞等感觉神经功能障碍的患者禁用。③对药物过敏者禁用。④皮肤溃疡、不明肿块或有出血倾向者禁用。⑤ 24 小时急性期内用冷敷，禁止热敷。

【出处】庞国明.《糖尿病诊疗全书》中国中医药出版社.

🥣 处方 079

粗颗粒盐 500g，茴香 50g，高良姜 50g。

【用法】将粗颗粒盐 500g、茴香 50g、高良姜 50g 混合后装入大小约 20cm×35cm 的长方形棉质布袋制成中药奄包，布袋一端为拉链，每周更换药物 1 次。用时将中药奄包微波炉内加热至 45~50℃，腹部平铺毛巾防止烫伤，将热奄包敷于患者胃部，每次 40 分钟，2 次 / 天。

【适应证】糖尿病肾病血液透析胃轻瘫患者。

【注意事项】使用前评估患者药物过敏史及腹部皮肤情况，告知患者有烧灼感或其他不适应停止外敷。治疗过程中如发现局部皮肤出现皮疹、瘙痒应停止治疗，严重者报告医生，及时处理。

【出处】《西部中医药》2017，（9）：131-132.

处方 080

菟丝子 30g，山药、丹参各 20g，吴茱萸 12g，苍术、厚朴、枳实各 10g，黄连、莱菔子各 6g。

【用法】以上中药配制成细微的粉末，装入 30cm×20cm 的布袋内，扎紧袋口，放入微波炉内，火力选择中高火，时间为 3 分钟，加热后热奄包平铺于患者中脘穴，时间为 15~20 分钟，避免餐后 1 小时治疗，每天 2 次，30 天为 1 个疗程。

【适应证】糖尿病胃轻瘫患者，症见不思饮食、腹胀、纳呆。

【注意事项】避免餐后 1 小时治疗。

【出处】《新中医》2015：（7）：92-94.

（二）穴位贴敷法

处方 081

黄芪 10g，赤芍 10g，肉桂 10g，丹参 10g，葛根 10g。

【用法】上药共研细末，姜汁调匀，备用，贴敷于肾俞、气海、意舍、上脘、中脘、足三里、三阴交，外用医用胶布固定，每次贴敷 4 小时后取下，每周贴敷 2 次，4 周为 1 个疗程。

【适应证】脾胃虚弱型糖尿病胃轻瘫患者。

【注意事项】有严重皮肤病患者，或者过敏体质患者忌用；嘱患者禁食辛辣、生冷食物。

【出处】《湖南中医杂志》2014，2：34-35.

二、非药物外治法

（一）针刺疗法

处方 082

主穴：足三里，内关，中脘，胃俞，三阴交；配穴：胃脘胀满配阳陵泉、太冲以疏调胃气；脾胃虚弱配气海、关元、三阴交；呃逆配膈俞降逆止呕；恶心、呕吐配合谷；肝胃不和配曲池、阳陵泉、太冲；胃中虚寒配上脘，并灸命门、关元；热邪犯胃配合谷以泻热；痰浊上逆配丰隆以化痰饮；饮食积滞配下脘。

【操作】足三里平补平泻，留针 30 分钟，内关、中脘用泻法，胃俞、三阴交用补法。配穴按虚补实泻法操作，虚寒者可加用艾灸。呕吐发作时可在内关穴行强刺激并持续运针 1~3 分钟。脾胃虚弱留针期间行艾条灸气海、关元、中脘、足三里。10 次为 1 个疗程。

【适应证】糖尿病胃轻瘫各种证型。

【注意事项】治疗期间禁食辛辣、刺激食物；针刺处尽量保持清洁、干燥，避免伤口感染。

【出处】庞国明.《糖尿病诊疗全书》中国中医药出版社.

（二）艾灸疗法

处方 083

中脘，关元，足三里，内关。

【操作】用点燃的艾条距离皮肤 2cm 左右施灸，以发热不痛为度，每穴灸 15 分钟。

【适应证】脾胃虚弱型糖尿病胃轻瘫。

【注意事项】不宜在饭前、空腹时或饭后立即施灸；不宜在过劳、过饿、酒醉、情绪不稳时施灸；灸后饮温开水一杯补充水分；若施灸部位皮肤过红时局部可涂抹湿润烧伤膏以避免烫伤起疱；患有皮肤感觉减弱或过敏者慎用。

【出处】庞国明.《糖尿病诊疗全书》中国中医药出版社.

（三）耳穴压豆法

处方 084

耳穴：脾，胃，肝，胰，神门，小肠，大肠，内分泌，糖尿病点，三焦，皮质下。

【操作】用 0.3cm×0.3cm 胶布将王不留行籽贴压、固定于上述耳穴。每穴、每次按压 50 次，每天按压 3 次。轻手法，但是要求有酸、麻、胀、发热感觉。2 天换贴 1 次，双耳交替进行。

【适应证】糖尿病胃轻瘫，症见腹胀，纳呆，不思饮食，大便溏。

【注意事项】过于饥饿、疲劳、精神高度紧张者慎用。

【出处】庞国明.《糖尿病诊疗全书》中国中医药出版社.

（四）推拿疗法

处方 085

中脘，足三里，督脉穴，夹脊穴，膀胱经背俞穴。

【操作】通过对中脘、足三里穴的环旋按摩，以收理气止痛、消积导滞、健脾和中、活血化瘀、调节胃肠蠕动作用；通过对督脉穴、夹脊穴和膀胱经背俞穴的按摩，起到调整阴阳、疏通经络、运行气血、改善脏腑功能的作用。

【适应证】糖尿病胃轻瘫，症见腹胀，纳呆，不思饮食，大便溏。

【注意事项】患有各种急性传染病、急性骨髓炎、结核性关节炎、传染性皮肤病、皮肤湿疹、水火烫伤、皮肤溃疡、肿瘤，以及各种疮疡等症者禁用；妇女经期，怀孕五个月以上的孕妇，急性腹膜炎、急性化脓性腹膜炎、急性阑尾炎患者以及某些因久病过分虚弱的、素有严重心血管病或高龄体弱的患者禁用按摩。

【出处】庞国明.《糖尿病诊疗全书》中国中医药出版社.

（五）穴位埋线

处方 086

上、中、下脘，足三里（双侧），公孙，胃俞，三阴交，肾俞，脾俞，内关，关元，气海。

【操作】局部常规消毒，将 0 号羊肠线剪成 2cm 长，用 75% 医用乙醇浸泡 24 小时，用无菌镊夹取后穿入一次性埋线针，将一次性埋线针刺入穴位，待患者有明显酸胀感后注入羊肠线，缓慢退出埋线针。嘱埋线部位 3 天内不浸水，并嘱患者每天按压埋线穴位部位，每日 2 次，1 次 5~10 分钟，20 天埋线 1 次，3 次为 1 个疗程。

【适应证】糖尿病胃轻瘫，症见腹胀，纳呆，不思饮食，大便溏。

【注意事项】蛋白过敏者、长期疲惫虚弱者禁用；术后保持创面清洁干燥，一周内不吃鱼虾、海鲜、羊肉等高蛋白食物，以及生葱、生姜、生蒜、辣椒等辛辣刺激的食物。

【出处】《贵阳中医学院学报》2012，1：104-105.

综合评按：传统中医治疗糖尿病胃轻瘫手段多样，如中药、针灸、按摩、穴位贴敷、穴位埋线等，大量临床和实验研究证实，其可弥补西药长期使用易产生耐药性及副作用明显、停药复发率高等缺陷，且能改善血糖控制情况，调节代谢紊乱。中医治疗的特点和优势在于多途径、多靶点，以及辨证论治、整体性与个体化相统一，既改善了症状，又控制了血糖，标本兼顾，先后病同治，相辅相成，形成良性循环。

第八节　糖尿病性便秘

便秘是一种症状而不是一个疾病，以排便次数减少、大便硬结和（或）排便困难为特征。便秘是糖尿病患者最常见的胃肠道症状，伴明显糖尿病神经病变的患者约 90% 表现为不同程度的便秘。国内有人进行小范围调查，统计糖尿病患者便秘发生率约为 48%。流行病学调查显示，在美国、英国和加拿大，有的健康人群也受到便秘的困扰。

1. 临床诊断

有明确的糖尿病病史，参考国际卫生组织制定的慢性功能性便秘罗马Ⅲ标准，需排除肠道本身和全身器质性病因以及其他因素导致的便秘，并符合以下标准。

（1）在过去的 12 个月中，持续或累积至少 12 周有以下 2 个或 2 个以上的症状。

1）大于 1/4 时间排便费力。

2）大于 1/4 时间粪便呈团块状或坚硬。

3）大于 1/4 时间排便不尽感。

4）大于 1/4 时间排便时有肛门直肠阻塞感。

5）大于 1/4 时间排便时需用手协助。

6）每周排便少于 3 次。

（2）不用泻药软粪便少见。

（3）不符合肠易激综合征的诊断标准。

2. 辨病诊断

糖尿病性便秘属于中医"消渴病""便秘"范畴。

3. 中医分型

（1）气虚便秘证：大便干结，或便质不硬但临厕努挣乏力，便难解出，汗出气短，面白神疲，倦怠乏力，舌淡苔白，脉虚弱。

（2）阴虚肠燥证：大便干结如羊屎，形体消瘦，头晕耳鸣，盗汗颧红，腰膝酸软，失眠多梦，舌红少津，脉细数。

一、药物外治法

（一）外敷疗法

🥣 **处方 087**

芒硝 30g，枳实 30g，厚朴 30g。

【用法】诸药用粉碎机打成细粉，用开水调成糊状，放置于纱布上，直接外敷神阙穴，每 24 小时更换 1 次。

【适应证】糖尿病性便秘各种证型。

【注意事项】有严重皮肤病患者，或者过敏体质患者忌用；嘱患者禁食辛辣、生冷食物。

【出处】庞国明.《糖尿病诊疗全书》中国中医药出版社.

🥣 **处方 088**

大黄，芒硝，当归，黄芪，冰片。

【用法】上述药物以 3∶2∶3∶5∶1 比例研磨成粉，制为硬膏。患者取仰卧位，75% 乙醇清洁神阙穴后，将药膏贴敷于神阙穴，使用医用胶布固定。每次贴敷 4~6 小时，贴敷中出现排便即可取下药膏，若贴敷中未排便 6

小时后也取下药膏。

【适应证】气虚型糖尿病性便秘。

【注意事项】有严重皮肤病患者，或者过敏体质患者忌用；在贴敷过程中避免剧烈活动，以免药物脱落或移位；贴敷后皮肤可能会暂时性色素沉着，不需要进行处理，也不会留下瘢痕；嘱患者禁食辛辣、生冷食物，多饮水，养成定时排便习惯。

【出处】《糖尿病新世界》2018，17：45–46.

处方 089

芒硝，大黄，厚朴，黄芪，当归，牛膝，冰片。

【用法】以上药物按照比例 2∶3∶3∶5∶3∶3∶1 研磨成细粉，混合均匀后，制备成散剂，取散剂 8g，用 75% 乙醇溶液调成药饼状，用 75% 乙醇擦拭肚脐局部，消毒后再将药饼置于神阙穴（肚脐中），应用穴位敷贴覆盖固定。每日 1 次，每次为 5 小时，20 天为 1 个疗程。配合穴位按摩：护理人员用掌按揉中脘穴，适当用力按揉 2 分钟，同时另一只手拇指指腹放在关元穴上，适当用力按揉 2 分钟，然后右手掌置于脐下部，左手掌按压在右手背上，沿着右下腹顺着大约升结肠、横结肠和降结肠走向顺时针推揉 20 次，然后用拇指指腹按揉合谷穴、支沟穴、血海、足三里，每个穴位时间为 2 分钟，每日 2 次，20 天为 1 个疗程。

【适应证】气虚型糖尿病性便秘。

【注意事项】有严重心脑血管疾病、严重肝功能不全或合并严重感染者慎用；有严重皮肤病或者过敏体质患者忌用。

【出处】《光明中医》2017，32（8）：1192–1193.

处方 090

蜗牛连壳 5~6 个，麝香 0.15g。

【用法】将蜗牛捣烂，压成饼状。用温水清洗患者脐部，用 75% 乙醇常规消毒，待脐部干后，把麝香研为细末，纳入脐中，再把蜗牛饼敷盖在麝香末上，上盖一层塑料薄膜，塑料薄膜上敷以纱布，用胶布固定，隔日 1 次。

【适应证】实热型糖尿病性便秘。

【注意事项】蜗牛必须选用活鲜品，蜗牛壳捣碎，夏日可缩短敷脐时间；局部如有破溃感染，可涂以 2% 龙胆紫。

【出处】张建德 .《中医外治法集要》陕西科学技术出版社 .

处方 091

商陆 10g。

【用法】商陆为末，用开水调成膏状，敷贴在鸠尾穴上，每日 1 次。

【适应证】阴虚燥热型糖尿病性便秘。

【出处】张建德 .《中医外治法集要》陕西科学技术出版社 .

（二）菜根导法

处方 092

黄瓜根 1 条。

【用法】取长约 16cm、粗约 1.5cm 的黄瓜根 1 条，洗净后用开水烫软，剥去外皮，装入预先消毒好的胶手套中指里，外涂蓖麻油或猪胆汁，缓缓送入肛门（令患者取膝胸卧位），停约半小时，再将黄瓜根取出。

【适应证】实秘，高热伤阴大便硬结、干燥。

【出处】黄星垣 .《中医内科急症证治》人民卫生出版社 .

（三）坐药法

处方 093

火麻仁 60g，大黄 15g，郁李仁 30g。

【用法】上药共研细末，文火炼稠，和诸药，待冷却后搓成条状，如筷子般粗细，长约 3cm，备用。用时取 1 粒塞肛门内，每日 2 次。

【适应证】老年虚秘，津枯便秘。

【出处】《中医民间疗法》2009：175.

（四）熏洗疗法

处方 094

竹叶 1 捆，绿矾 1 把，或萝卜叶或青菜叶适量。

【用法】竹叶洗净，放锅内，加水 3000~5000ml，烈火把水煮开 20~30分钟，趁热把汤带竹叶一起倒入桶内，撒绿矾 1 把，坐熏。或用萝卜叶，或用青菜叶，如法坐熏。每日 1 次。

【适应证】阴虚燥热型糖尿病性便秘。

【出处】张建德.《中医外治法集要》陕西科学技术出版社.

处方 095

芒硝、大黄、甘遂、牵牛子各等量。

【用法】上药加水煎 30 分钟，量依据浴盆而定，待药液降至 40℃时，沐浴全身。亦可煎取药液 500ml，沐浴前，把药液兑入温水中沐浴。每日2 次。

【适应证】阴虚燥热型糖尿病性便秘。

【注意事项】沐浴时，让药液不断流动，冲洗脐腹部，沐浴时间根据药浴水温而定，水凉出浴。

【出处】《中医民间疗法》2009：175.

二、非药物外治法

（一）艾灸疗法

处方 096

甘遂 3g，麝香 0.3g，食盐 5g。

【用法】用温水清洗患者脐部，75% 乙醇常规消毒皮肤。麝香研细末，纳于脐中，胶布固定。再把甘遂、食盐为细末，放于胶布上面（敷脐胶布以 3.5cm×3.5cm 为宜），上置艾炷灸之，一般 5~7 壮大便即通。

【适应证】气虚型糖尿病性便秘。

【出处】张建德.《中医外治法集要》陕西科学技术出版社.

处方 097

脾俞，胃俞，足三里，气海。

【操作】用艾炷施灸，每日 1~2 次，每穴 3~5 壮，亦可用艾条悬灸。

【适应证】气虚型糖尿病性便秘。

【出处】庞国明.《糖尿病诊疗全书》中国中医药出版社.

处方 098

神阙，关元，中脘。

【操作】先把食盐 3g 放神阙穴内，盐末少许撒在关元、中脘穴上。切取 0.3cm 厚、直径 3cm 左右的生姜片 3 片，分别放在上述穴位上，上置枣核大艾炷，点燃艾炷，待烧完后，再烧 1 炷，连续灸 20 分钟，至皮肤发红，每日灸 1 次或隔日灸 1 次。

【适应证】阳虚型糖尿病性便秘。

【出处】庞国明.《糖尿病诊疗全书》中国中医药出版社.

（二）针刺疗法

处方 099

大肠俞，天枢，承山，上巨虚。

【操作】行电针治疗，取大肠俞、天枢、承山、上巨虚 4 穴，得气后连续波留针 30 分钟。1 周为 1 个疗程，连续 4 个疗程。

【适应证】各型糖尿病性便秘。

【注意事项】治疗期间适当调节生活规律与饮食结构，如定时作息、减少摄入刺激性饮食。

【出处】庞国明.《糖尿病诊疗全书》中国中医药出版社.

（三）推拿疗法

处方 100

脾俞、胃俞、大肠俞等背俞穴。

【操作】首先取脾俞、胃俞、大肠俞等背俞穴，采用点、按、揉、擦等手法，力度以患者能忍受为度。然后在腹部顺时针推拿，沿小肠——升结肠——横结肠——降结肠走向，采用揉、推、按等手法。每次 30 分钟，10 天为 1 个疗程。

【适应证】各型糖尿病性便秘。

【注意事项】①凡皮肤病的病变部位及水火烫伤等所致的皮肤损伤部

位严禁按摩。②凡患有血液病及有出血倾向者，严禁按摩，以防引起出血。③凡久病及严重的心、肺、脑病患者，胃肠穿孔患者，癌症患者，高龄、体质极度虚弱者不能按摩，以防发生危险。④凡在极度疲劳或醉酒的情况下及精神病患者不能配合者，也不能按摩。⑤患感染性疾病，如骨髓炎、骨关节结核，严重的骨质疏松症及急、慢性传染病处于传染期的患者，不能按摩，以防感染扩散，破坏骨质或感染传染病。⑥由结核菌、化脓菌所引起的运动器官病症不宜进行推拿。⑦妇女在怀孕期和月经期，腹部和腰骶部不宜使用推拿手法。⑧患者饥饿时及剧烈运动后，推拿时须防止晕倒。

【出处】庞国明.《糖尿病诊疗全书》中国中医药出版社.

（四）耳穴压豆法

处方 101

大肠、三焦、皮质下、交感、直肠下段、便秘点为主穴，配以肝、脾、肺、胃、内分泌。

【操作】用 0.3cm×0.3cm 胶布将王不留行籽贴压固定于上述耳穴。每穴、每次按压 50 次，每天按压 3 次。轻手法，但是要求有酸、麻、胀、发热感觉。2 天换贴 1 次，双耳交替进行。

【适应证】各型糖尿病性便秘。

【注意事项】过于饥饿、疲劳及精神高度紧张者慎用。

【出处】庞国明.《糖尿病诊疗全书》中国中医药出版社.

（五）穴位埋线

处方 102

双侧天枢、足三里、上巨虚。

【操作】按循经取穴、远部取穴的原则选取双侧天枢、足三里、上巨虚，取侧卧位，局部皮肤常规消毒，用无菌镊子夹取一段 1cm 长羊肠线，放入针头前端，后接针灸针，将针头快速刺入肌层，深 1.0~1.5cm，再将针芯向前推进，边推针芯边退针管，把羊肠线埋入穴位中，用棉签按压针孔片刻，检查无出血后贴上敷贴。

【适应证】各型糖尿病性便秘。

【注意事项】蛋白过敏者、长期疲惫虚弱者禁用；术后保持创面清洁干燥，一周内不吃鱼虾、羊肉等高蛋白食物，以及生葱、生姜、生蒜、辣椒等辛辣刺激食物。

【出处】庞国明.《糖尿病诊疗全书》中国中医药出版社.

综合评按： 糖尿病性便秘主要是由胃肠功能减低，肠蠕动减慢所致。中医外治便秘有其优、特点，有时也是内服药物治疗便秘不可缺少的补充。应用得当，可有卓效。导法、坐药等法，通过肛门、直肠给药，可起到软化粪便、滑润肠道的作用，在大便干结、燥屎难出的情况下尤为适宜，确有起动舟车之效。有多篇文献报道，应用导法可除燥屎，排秽浊，通腑气。敷脐、薄贴、各种灸法、蒸汽疗法等，可通过穴位、经络、孔窍促进胃肠蠕动，从而调整胃肠功能，起到促进排便的作用，对寒实和虚性便秘效果较好，临床常用于习惯性便秘。沐浴等法通过全身或局部皮肤发挥药物对肠胃功能调整的作用。应用药物大都苦寒攻下，辛香走窜，对热病后期胃肠不耐攻下而腹满便结者，不失为一个权宜之法，亦可用于老年津亏便秘者。

第九节　糖尿病性腹泻

糖尿病性腹泻是一种临床综合征，发生在无明确基础胃肠道疾病的糖尿病患者中，因此是一种排除诊断。它的临床特点在不同的患者中表现并不相同，发病机制复杂多样，因此不是所有的患者都适合于同一种治疗方法。有这一病症的患者大都有长期的糖尿病史以及相关的并发症，几乎所有患者都有周围神经和自主神经病变的证据，而自主神经病变被认为是基本的发病机制。

1. 临床诊断

（1）有明确的糖尿病病史。

（2）有典型的临床表现，腹泻多数是间歇性的，中间有一段大便正常，甚至便秘，发作时腹痛轻微或不伴腹痛。腹泻可达 1 日 5~20 次，有些患者有时在夜间腹泻，大便失禁也较常见。大便量多、稀，每日可达200~1600g，棕色，有臭味。

（3）伴随症状：患者同时有周围神经病变表现如腱反射消失，触觉、振动感、位置感等消失或减弱，肌力减弱，感觉麻木等，和（或）自主神经病变表现，如瞳孔对光反射消失而对距离调节保存，小便失禁，阳痿，出汗不良，位置性低血压等。

（4）实验室检查：肌电图提示神经传导速度减慢；大便常规检查及致病菌培养阴性；消化道钡透可显示小肠形态正常，钡剂通过时间可加快或延长；纤维结肠镜检查多见肠系膜正常，或肠系膜充血水肿，无器质性改变。

（5）排除其他原因所致的腹泻。

2. 辨病诊断

糖尿病性腹泻属中医"消渴"并证的"泄泻"范畴，它多是由消渴失治或病程延长所致。

3. 中医分型

（1）脾胃虚弱证：脘腹痞闷，时缓时急，喜温喜按，纳呆食少，腹满肠鸣，身倦乏力，四肢不温，少气懒言，大便溏薄，舌质淡，苔薄白，脉濡缓。

辨证要点：脘腹痞闷，时缓时急，腹满肠鸣，身倦乏力，大便溏薄。

（2）脾虚湿阻证：脘腹痞闷，呕逆，时作时止，身重肢倦，纳呆，口淡不渴，面色少华，倦怠乏力，大便溏薄，小便不利，舌质淡，边有齿痕，脉濡弱。

辨证要点：脘腹痞闷，身重肢倦，纳呆，口淡不渴，大便溏薄。

（3）肝脾不和证：胃脘胀满，胸闷嗳气，恶心，呕吐，大便不畅，得嗳气、矢气则舒，或情绪紧张时腹痛泄泻，腹中雷鸣，攻窜作痛，舌淡红，苔薄白，脉弦。

辨证要点：胃脘胀满，胸闷嗳气，得嗳气、矢气则舒，或情绪紧张时腹痛泄泻。

（4）脾肾阳虚证：黎明之前腹部作痛，肠鸣即泄，泻后则安，不思饮食，食不消化，畏寒肢冷，腰膝酸软，甚则大便失禁，舌质淡暗，苔薄白，脉细弦。

辨证要点：黎明之前腹部作痛，肠鸣即泄，泻后则安，畏寒肢冷。

一、药物外治法

（一）外敷疗法

处方 103

吴茱萸、小茴香各 300g，花椒、豆蔻各 200g。

【用法】以上中药打粉，用陈醋调粉，倒入布袋中，加热，敷于脐部 30~50 分钟，每剂用 4 天，8 天为 1 个疗程。

【适应证】脾胃虚弱型糖尿病性腹泻。

【注意事项】①孕妇禁用。②患有严重的糖尿病、截瘫、偏瘫、脊髓空洞等感觉神经功能障碍者禁用。③对上述中药过敏者禁用。④皮肤溃疡、有不明肿块或有出血倾向者禁用。

【出处】庞国明.《糖尿病诊疗全书》中国中医药出版社.

处方 104

胡椒 9g，麝香暖脐膏 1 张。

【用法】胡椒研粉末（风干或上热锅干后研），过筛。药末填满肚脐为度，或用鲜生姜调成汁膏状，外敷麝香暖脐膏。

【适应证】寒湿型糖尿病性腹泻。

【注意事项】①孕妇禁用。②患有严重的糖尿病、截瘫、偏瘫、脊髓空洞等感觉神经功能障碍者禁用。③对上述中药过敏者禁用。④皮肤溃疡、有不明肿块或有出血倾向者禁用。

【出处】张建德.《中医外治法集要》陕西科学技术出版社.

处方 105

巴豆仁 2 粒（去油），熟大枣 1 枚。

【用法】巴豆仁去油，大枣去核后，共捣烂，用油纱布或纱布包裹，压成饼状，敷神阙、涌泉穴。每日 1 次，每次 2~3 个小时，待局部发泡后发挥作用。

【适应证】寒湿型糖尿病性腹泻。

【出处】张建德 .《中医外治法集要》陕西科学技术出版社 .

（二）擦洗法

处方 106

生姜 30g，葱白 30g。

【用法】生姜捣烂，葱白切断，加水 300L，煮沸 30~40 分钟，趁热用食指蘸药液在患者的拇指及小指根部的掌面向外推擦 12 次，再向内关、手臂方向推擦各 12 次，叫做"关二扇门"，每日 1~2 次，连用 2~3 日或病愈为止。

【适应证】寒湿型糖尿病性腹泻。

【出处】《中医民间疗法》2009：176.

（三）兜肚法

处方 107

补骨脂、吴茱萸、煨肉豆蔻、附子、五灵脂、炒蒲黄、罂粟壳各 30g，五味子、白芍各 20g，乌药 60g。

【用法】上药烘干，共为细末。布三尺，根据患者腹围大小做成兜状，内铺一层棉花，将药粉均匀撒在棉花中间，用线密缝，防止药液堆积或漏出，穿在身上，与腹部皮肤紧贴，护住脐部及下腹部，日夜不去，1~2 个月换药 1 次，病愈为度。

【适应证】慢性虚寒型糖尿病性腹泻。

【出处】《中医民间疗法》2009：176.

（四）灌肠疗法

处方 108

明矾合剂剂：明矾、苍术、苦参、槐花各 15g，大黄 10g。

【用法】上药水煎成 250ml，温度 37℃。注药前令患者排净大便，注药后使患者臀部抬高，俯卧半小时。早晚各 1 次，一般 7~10 日为 1 个疗程，少数患者 1 个疗程即可收效，多数患者需重复 2~3 个疗程，疗程间隔 3 天。

【适应证】脾虚湿阻型糖尿病性腹泻。

【出处】《中西医结合杂志》1986，6（7）：421.

处方 109

苦参 10g，川连 6g，白及 30g，锡类散 2~4 支。

【用法】上药煎成 200ml，于每晚 8 时让患者排大便后保留灌肠（每 5~10 分钟移动体位 1 次）。10 次为 1 个疗程，疗程间隔 2~3 天。少数 1 个疗程即可收效，多数需重复 2~3 个疗程。

【适应证】糖尿病性腹泻久泻不愈者。

【出处】《黑龙江中医药》1989，6：18.

（五）中药足浴法

处方 110

无花果叶 60g。

【用法】将无花果叶洗净，加水 2000ml，煎至 1500ml，待温洗脚，早晚各 1 次，每次 30 分钟，16 天为 1 个疗程。疗程间隔 5 天。

【适应证】湿阻型糖尿病性腹泻。

【注意事项】无花果叶内含呋喃香豆精类物质，熏洗后不要让阳光照射（候干穿袜），以免熏洗部位对光过敏，出现日光性皮炎。

【出处】张建德.《中医外治法集要》陕西科学技术出版社.

（六）穴位注射法

处方 111

黄连素注射液 2ml。

【用法】取足三里（双侧）、止泻穴（气海、关元穴之间）。用注射器抽取黄连素注射液 2ml，患者取仰卧位，用 5 号针头刺入足三里穴 2.5cm 左右，止泻穴 1.5cm 左右，感到酸胀后快速推注 50mg（每穴），每日 1 次，或隔日 1 次，病愈即止。

【适应证】湿阻型糖尿病性腹泻。

【出处】刘建洪.《穴位药物注射疗法》江西科学技术出版社.

（七）穴位贴敷法

处方 112

硫黄 30g，枯矾 30g，朱砂 15g，母丁香 10g，麝香 0.5g，独头蒜 3 枚（去皮），芝麻油 250ml，生姜 200g，黄丹 120g（炒）。

【用法】将前 6 味药混合，捣绒如膏，制成黄豆大药丸。另将芝麻油入锅加热，放入生姜，炸枯去姜，熬油至滴水成珠时，徐徐投入黄丹，收膏备用。然后取药丸 1 枚，放于摊成的膏药中间，贴于神阙、脾俞、大肠俞，1 穴 1 丸，3 日 1 换，5 次为 1 个疗程，病愈即止。

【适应证】湿阻型糖尿病性腹泻。

【出处】王肖岩.《穴位贴药疗法》湖南科学技术出版社.

二、非药物外治法

（一）艾灸疗法

处方 113

天枢，足三里，阴陵泉。脾虚加中脘、胃俞；食积加梁门；命门火衰加命门、肾俞、关元、神阙。

【用法】按隔姜灸法操作，每日施灸 2 次，每次每穴灸 3~5 壮，10 次为 1 个疗程。

【适应证】脾虚、命门火衰型糖尿病性腹泻。

【出处】章逢润.《中国灸疗学》人民卫生出版社.

处方 114

腹泻特效穴（足外踝最高点直下，赤白肉际处）。

【用法】按艾条温和灸法操作，每次灸 10~15 分钟，每日 1~2 次，病愈为止。

【适应证】虚寒性糖尿病性腹泻。

【出处】章逢润.《中国灸疗学》人民卫生出版社.

处方 115

（1）肝郁脾虚证：肝俞，脾俞，胃俞，足三里，上巨虚。

（2）脾胃虚弱证：脾俞，胃俞，中脘，天枢，足三里。

（3）脾肾阳虚证：脾俞，胃俞，大肠俞，太溪，足三里。

【操作】根据不同的辨证分型，选用相应的穴位，先以灸架或灸盒放至在相应穴位，腰背部的腧穴以灸盒灸，其余部位选用灸架灸，先灸腰背部，后灸其他部位，施灸 30 分钟，以局部温热而无热烫感为度，每日 1 次，14 天为 1 个疗程。

【适应证】肝郁脾虚、脾胃虚弱、脾肾阳虚型糖尿病性腹泻。

【注意事项】不宜在饭前、空腹时或饭后立即施灸；不宜在过劳、过饿、酒醉、情绪不稳时施灸；灸后饮温开水一杯补充水分；若施灸部位皮肤过红局部可涂抹湿润烧伤膏以避免烫伤起疱；患有皮肤感觉减弱或过敏者慎用。

【出处】庞国明 .《糖尿病诊疗全书》中国中医药出版社 .

处方 116

神阙。灯心草 1 根。

【用法】灯心草蘸香油后在纸上轻轻一搓，使其均匀含油而不滴，点燃后，爆神阙穴周围 6 次，以听有"喳"之声音为佳，3 天 1 次。

【适应证】脾肾阳虚型糖尿病性腹泻。

【注意事项】爆灸时如没有"喳"的爆响声，必影响疗效，其因多为皮肤有汗，或取穴角度不正，可在原灸点旁再爆灸 1 次；灸前要擦净皮肤；灸点起疱，可涂以龙胆紫，切忌油膏外涂。

【出处】《新中医》4（2）：139.

（二）针刺疗法

处方 117

足三里，上巨虚，关元，天枢，阴陵泉，水分，太冲。

【操作】上述穴位常规消毒，采用 0.35mm×25mm 的无菌毫针直刺 1~1.5 寸，行平补平泻手法，留针 30 分钟，每日治疗 1 次，10 天为 1 个疗程，治疗 3 个疗程。

【适应证】各型糖尿病性腹泻。

【注意事项】治疗期间适当调节生活规律与饮食结构，如定时作息，减少摄入刺激性食物。

【出处】庞国明.《糖尿病诊疗全书》中国中医药出版社.

（三）推拿疗法

处方 118

胃脾大肠区，腹泻点，足部（肾、脾、膀胱、肠道、淋巴腺反射区，腹腔神经丛反射区）。

【操作】以拇指指腹压揉胃脾大肠区（手掌第 1 掌骨拇指中线和鱼际横纹范围），找到敏感点持续点揉，时间 3 分钟，重点点按腹泻点（手背第 3 掌骨中点附近敏感点）5 分钟，然后在全足按摩基础上，重点按摩肾、脾、膀胱、肠道、淋巴腺反射区，腹腔神经丛反射区。肠道按摩方向以逆时针为主，时间为 15 分钟，每日 1 次。治疗 7 日为 1 个疗程，可治疗 2 个疗程。

【适应证】各型糖尿病性腹泻。

【注意事项】①凡皮肤病的病变部位及水火烫伤等所致的皮肤损伤部位严禁按摩。②凡患有血液病及有出血倾向者严禁按摩，以防引起出血。③凡久病及严重的心、肺、脑病患者，胃肠穿孔患者，癌症患者，高龄、体质极度虚弱者不能按摩，以防发生危险。④凡在极度疲劳或醉酒的情况下及精神病患者不能配合者，也不能按摩。⑤患感染性疾病，如骨髓炎、骨关节结核，严重的骨质疏松症及急、慢性传染病处于传染期的患者，不能按摩，以防感染扩散，破坏骨质或感染传染病。⑥由结核菌、化脓菌所引起的运动器官病症不宜进行推拿。⑦妇女在怀孕期和月经期，腹部和腰骶部不宜使用推拿手法。⑧患者饥饿时及剧烈运动后，推拿时须防止晕倒。

【出处】庞国明.《糖尿病诊疗全书》中国中医药出版社.

综合评按：一般而言，治腹泻以内服药为多，但外治法治疗腹泻，通过多途径、多方位、多种手段给药，可起到内服药所不及的作用。另外，外治、内服同用，往往可明显地增加疗效，故二法可同时并举。本节收录 16 种外治法，其中敷脐、灸脐、发泡、兜肚等法都是逼药入腹，直达病所，对寒证、虚证之腹泻效果较佳。薄贴、灯火灸法方法简便，便于患者接受，应用得当，可起到一定疗效。擦洗、足浴等法，主是通过皮肤、经脉发挥药物的治疗作用。灌肠法可以祛腐浊，排秽毒，增新液，直接作用于病变部位，有固肠止泻的作用，治疗慢性久泻有独特的使用价值。穴位注射有药物和针刺的双重作用，有即时止泻的效果，可用于急性腹泻。需要注意的是，暴泻、久泻亦会伤阴、伤阳，造成阴液欲竭和阴竭阳脱之变证，又当中西医结合积极抢救。

第十节　糖尿病皮肤感染

古代虽无糖尿病皮肤感染病名记载，但多本古医籍均有消渴兼证之疔、痈、疽、疮、癣等类，早在隋代《诸病源候论》就有记载："渴利者……多发痈疽。"《儒门事亲·刘河间三消论》也指出："夫消渴者，多变……疮、癣、痤、痱之类。"这些古医籍均记载了糖尿病易合并疔、痈、疽、癣等类。

1. 临床诊断

反复发生的顽固性多发疔、痈、癣，结合患者糖尿病病史以及血糖控制情况，临床不难诊断。糖尿病皮肤感染可分为细菌性感染和真菌性感染两大类。细菌性感染常见糖尿病疖肿、糖尿病痈、糖尿病皮肤蜂窝织炎等。真菌性感染常见糖尿病皮肤黏膜白色念珠菌感染、手足癣、甲癣等。

2. 辨证诊断

糖尿病皮肤感染临床上一般分为细菌感染和真菌感染两种类型。其中细菌感染属中医"疖""痈""发""疽""疮"范畴；真菌感染多属中医"疮癣"范畴，发生于手部者称"鹅掌风"，甲沟炎类似于"代指"，发于足部的称为"脚湿气"，外阴阴道炎似于"阴痒"。病名诊断虽有"疖""痈""疽""疮癣"之别，但辨证分型均以病机为据，故辨证诊断合而论之。望诊：皮损红肿，中心有单个或多个脓栓，或局部红肿，并逐渐扩大，无明显边界，或疮面脓水稀薄，新肉不生，或病变局部可表现为红斑、糜烂、乳白色或灰白色伪膜，或皮肤粗糙皲裂，或指（趾）甲变白、变灰、甲板变脆，或豆腐渣样白带，舌红，苔黄腻或白腻，或舌质淡胖，舌苔少。闻诊：气味可无明显异常。问诊：疼痛，痛如鸡啄，溃后脓出，疼痛，乏力，糖尿病合并真菌性阴道炎的患者多为顽固性外阴瘙痒，缠绵难愈，严重者伴恶寒发热、头痛、乏力、纳差、口渴等，有时还伴有情绪改变和精神症状。切诊：皮肤灼热，结块肿硬或按之中软有波动感，脉弦滑或细数或沉细无力。

3. 中医分型

（1）糖尿病皮肤细菌感染辨证分型

①阴虚燥热、热毒内盛证：疖肿可发生于全身各部位。如疖好发于颜面、头部及臀等处，初起为豆大红结，渐增大成坚硬结节，有灼痛和压痛，可伴见口干口苦、畏热喜饮等症；舌质红或暗红，舌苔黄、少津，脉细或细数。

辨证要点：红硬结，有灼痛和压痛，舌红，脉细数。

②热盛肉腐证：以疖痛、痈肿为主，痈的炎症范围比疖广泛，可出现多个脓栓，局部红肿热胀，内已成脓，疼痛剧烈，可伴发热、乏力、全身不适、附近淋巴结肿大等全身症状；舌质红或红暗，舌苔黄，脉数或滑数。

辨证要点：局部红肿热胀，内已成脓，疼痛剧烈，舌质红或红暗，舌苔黄，脉数或滑数。

③气血两虚证：疖痈脓溃后久不愈合，脓水稀薄，肉芽苍白，生长缓慢，色淡红而不鲜或暗红，甚则发展成痈疽，疮口溃烂黑腐，痛不可忍，可伴见乏力倦怠、面色苍白或萎黄、四末麻冷、食欲减退等症；舌质淡暗或暗红，舌苔薄白，脉细弱或兼数。

辨证要点：疖痈脓溃后久不愈合，脓水稀薄，肉芽苍白，生长缓慢，脉细弱或兼数。

（2）糖尿病皮肤真菌感染辨证分型

①风湿毒聚证：鹅掌风，脚湿气，症见皮损泛发，蔓延浸淫，或手如鹅掌，皮肤粗糙，皮下水泡，或脚趾缝糜烂、浸渍，剧痒，苔薄白，脉濡。

辨证要点：潮湿糜烂，瘙痒剧烈，苔薄白，脉濡。

②湿热下注证：脚湿气伴抓破染毒，症见足丫糜烂，渗流臭水或化脓，肿连足背，或见红丝上窜，局部淋巴肿大，外阴瘙痒，白色豆渣样白带，甚或形寒高热，舌红，苔黄腻，脉滑数。

辨证要点：足丫糜烂，渗流臭水或化脓，外阴瘙痒，白色豆渣样白带。舌红，苔黄腻，脉滑数。

③血虚风燥证：皮肤粗糙、干燥脱屑、瘙痒，甚则干裂、出血，甲板肥厚、浑浊，伴有头晕、心悸、面色无华，舌淡苔白，脉弦细。

辨证要点：皮肤粗糙、干燥、脱屑、瘙痒。

一、药物外治法

（一）熏洗疗法

🥣 处方 119

荆芥 10g，红花 10g，地骨皮 15g，皂角刺 15g，大枫子 10g，白矾 10g。

【用法】上药用米醋放盆中泡 3~5 天后备用。每晚将手浸泡半小时，每剂药可连用 3 天。

【适应证】风湿毒聚型早期糖尿病皮肤感染，局部无破溃者。

【注意事项】皮肤破溃者禁用；在接受治疗期间避免食用刺激性食物，禁烟、酒；保持皮肤卫生。

【出处】朱仁康.《朱仁康临床经验集》人民卫生出版社.

🥣 处方 120

桃仁，红花，赤芍，丹参，川芎，当归。

【用法】上方每药各 10~15g，煎水外洗或浸泡手足，每日 2~3 次。

【适应证】血虚风燥型糖尿病细菌感染且血瘀阻络明显者。

【注意事项】治疗期间忌食腥、冷、辛、辣食物；注意水温，不宜过热。

【出处】庞国明.《糖尿病诊疗全书》中国中医药出版社.

🥣 处方 121

苦参，椒目，土荆皮，蛇床子，蝉蜕，白矾，食醋。

【用法】除食醋外，其余药物先浸泡 30 分钟，煎 1 小时，去渣后，加入食醋，待药液温后浸泡患处 30 分钟，日 2~3 次，晾干后，用紫皮大蒜切成断面，涂抹患处，每剂用 4 天，7 天为 1 个疗程。

【适应证】湿热下注型早期糖尿病皮肤感染，局部无破溃者。

【注意事项】皮肤破溃者禁用；在接受治疗期间避免食用刺激性食物，禁烟、酒；保持皮肤卫生。

【出处】庞国明.《糖尿病诊疗全书》中国中医药出版社.

处方 122

荆芥，防风，红花，五加皮，地骨皮，大枫子，白矾，皂角，米醋。

【用法】上方每药各 10~15g，加米醋浸泡 24 小时，然后用药液浸泡患足，每日 1 次，每次 30 分钟，每剂可连续使用 5 天，浸泡后均用清水洗净患足。

【适应证】风湿毒聚型早期糖尿病皮肤感染，局部无破溃者。

【注意事项】皮肤破溃者禁用；在接受治疗期间避免食用刺激性食物，禁烟、酒；保持皮肤卫生。

【出处】庞国明.《糖尿病诊疗全书》中国中医药出版社.

处方 123

百部 30g，鹤虱 15g，草河车 30g，地肤子 15g，枯矾 10g，土槿皮 10g。

【用法】上药煎水外洗，每日 1 剂。

【适应证】糖尿病皮肤感染湿热下注明显者。

【注意事项】皮肤破溃者禁用；在接受治疗期间避免食用刺激性食物，禁烟、酒；保持皮肤卫生。

【出处】《中国临床医生》2011，11：21-22.

处方 124

百部 30g，荆芥穗 10g，红花 10g，白鲜皮 10g。

【用法】上药煎水外洗，每日 1 剂。

【适应证】糖尿病皮肤感染属阴虚燥热、热毒内盛明显者。

【注意事项】皮肤破溃者禁用；在接受治疗期间避免食用刺激性食物，

禁烟、酒；保持皮肤卫生。

【出处】《中国临床医生》2011，11：21-22.

🥣 处方 125

土槿皮，苦参，白鲜皮，石榴皮，川楝子。

【用法】上药适量煎水外洗，每日 1 剂。

【适应证】湿热下注型糖尿病皮肤真菌感染者。

【注意事项】皮肤破溃者禁用；在接受治疗期间避免食用刺激性食物，禁烟、酒；保持皮肤卫生。

【出处】《中国中医药信息杂志》2005，12：88-89.

（二）外敷疗法

🥣 处方 126

生大黄 150g，黄柏 150g，胡黄连 150g，片姜黄 150g。

【用法】将以上药物混合后用粉碎机打粉。予以香醋或者麻油调成糊状，根据患者皮肤感染面积的大小外敷治疗，覆盖无菌纱布，每日 1 次，每次 8 小时，7~14 天为 1 个疗程。

【适应证】糖尿病皮肤感染属初期热毒内盛者。

【注意事项】敷药期间少食辛辣、刺激性食物。

【出处】庞国明.《糖尿病诊疗全书》中国中医药出版社.

🥣 处方 127

姜黄，大黄，天花粉，黄柏，苍术，厚朴，陈皮，甘草，白芷，生天南星。

【用法】将以上药物混合后用粉碎机打粉，红肿热痛者用清茶调敷，漫肿无头者用醋或酒调敷，1 日数次，适量用药。

【适应证】糖尿病皮肤感染属初期热毒内盛者。

【注意事项】敷药期间少食辛辣、刺激性食物。

【出处】庞国明.《糖尿病诊疗全书》中国中医药出版社.

🥣 处方 128

鲜牛蒡子，鲜凤仙，透骨草，生川乌，桂枝，大黄，当归，生草乌，地龙，生附子，僵蚕，赤芍，白芷，白蔹，白及，川芎，续断，防风，荆芥，五灵脂，木香，香橼，陈皮，肉桂，乳香，没药，苏合香，麝香。

【用法】将以上药物混合后用粉碎机打粉，加温软化，贴于患处，每用按患处大小选用净重 1.5g、3g、6g 或 9g 膏 1 张。

【适应证】糖尿病皮肤感染阴疽初起、多发痈肿未破溃者。

【注意事项】皮肤破溃者禁用；敷药期间少食辛辣、刺激性食物。

【出处】庞国明 .《糖尿病诊疗全书》中国中医药出版社 .

🥣 处方 129

黄连 30g，大青叶 30g，青黛 15g，金银花 20g。

【用法】将上述 4 味药物各自研为细末，过 100 目筛，麻油文火煎沸，再将所研细末依次加入沸油中炸枯，滤去渣，降温后充分搅拌，待凉后将医用网眼纱布剪成 10cm×10cm 放入其中，高温灭菌备用。

【适应证】糖尿病皮肤感染属热盛肉腐者。

【注意事项】敷药期间少食辛辣、刺激性食物。

【出处】庞国明 .《糖尿病诊疗全书》中国中医药出版社 .

🥣 处方 130

大黄，黄连。

【用法】将以上药物混合后用粉碎机打粉，用氧化锌胶布贴于溃疡上，每天更换 1 次，待脓液干净后，采用炉甘石、滑石等，用氧化锌胶布贴于创面上，每天更换 2 次。

【适应证】糖尿病皮肤感染属热盛肉腐者。

【注意事项】敷药期间少食辛辣、刺激性食物。

【出处】《中华医院感染学杂志》2014，14：3511-3512，3515.

二、非药物外治法

（一）放血疗法

🥣 **处方 131**

以疖、痈局部穴位为主，配穴多取曲池、合谷、外关、大椎、足三里、丰隆、太冲、太溪等。

【操作】上述穴位常规消毒后，用三棱针点刺出血，以便恶血流出，血止后再次消毒皮肤，隔日1次。

【适应证】糖尿病皮肤感染各种证型。

【注意事项】治疗期间禁食辛辣、刺激食物；针刺处尽量保持清洁干燥，避免伤口感染。

【出处】庞国明 .《糖尿病诊疗全书》中国中医药出版社 .

（二）半导体激光治疗仪照射

🥣 **处方 132**

【操作】采用半导体激光治疗仪照射，波长为810mm，输出功率为350~500mW。垂直照射病灶区，照射距离一般为2~3cm，照射时间为10~15分钟，每日1次（注意避免直接照射到眼睛）。多处皮肤感染可分区照射，15天为1个疗程，如无好转，间隔2天进行第2个疗程照射治疗，皮肤感染痊愈则停止治疗。

【适应证】糖尿病皮肤感染各种证型。

【注意事项】治疗期间禁食辛辣、刺激性食物。

【出处】《中国冶金工业医学杂志》2012，5：540.

（三）毫米波治疗

🥣 **处方 133**

【操作】采用 HB/H 毫米波治疗仪，连续波频率：（36.0±3.6）Hz，功率2W，照射破溃处。每次3分钟。治疗器距溃疡部位间隙控制在5~10mm，浅表溃疡1次/天，深溃疡2次/天，15天为1个疗程。

【适应证】糖尿病皮肤感染属热盛肉腐者。

【注意事项】治疗期间禁食辛辣、刺激食物。

【出处】《中外医学研究》2012，21：18–19.

（四）电磁波治疗

🥄 **处方 134**

抗菌药物 +20U 普通胰岛素 +1mg 维生素 B_{12}+200mg 维生素 B_1+100ml 生理盐水。

【操作方法】对创面轻度感染患者应用 0.5% 聚维酮碘消毒。将药物充分混匀后均匀喷洒于创面处。创面均匀涂一层湿润烧伤膏，充分暴露创面，使用电磁波照射 15~20 分钟。

【适应证】各型糖尿病皮肤感染者。

【注意事项】治疗期间禁食辛辣、刺激食物。

【出处】《中华医院感染学杂志》2014，16：4036–4037，4040.

综合评按： 糖尿病皮肤感染发病呈多样性，因此中医辨证的侧重点也多样化，在中医理论指导下，分期、分阶段、分部位，根据不同的临床表现进行辨证论治。目前治疗糖尿病皮肤感染以整体与局部治疗相结合，但在应用过程中应坚持中医整体观念、辨证论治的思想，采用中医内外结合治疗，疗效显著。本节收录 16 种外治法，中药外洗既可清洁局部皮肤分泌物，有利于疮面愈合，又使药效均匀分布，而且不影响配合其他处方，在中药外洗中有清爽、甘凉之感觉，故应首选。中药外敷法药物较长时间保留于局部，苦寒清凉，可收湿敛肿，保护创面。其他外治方法各有特点，针法、半导体激光治疗、毫米波治疗、电磁波治疗具有简、验、便、廉的特点和优势，且副作用小，亦被广泛用于糖尿病皮肤感染的治疗。通过采用整体观念指导中医内外结合治疗，局部和整体结合治疗，方药和方法结合治疗，达到病证结合，内外同治，疗效显著。但是在使用相应的外治法时，应注意熟练掌握适用证及禁忌证，才能达到事半功倍的效果。

第十一节　糖尿病自主神经病变排汗异常

糖尿病自主神经病变排汗异常属于中医汗证，是指由于阴阳失调，腠理不固，而致汗液外泄失常的病证。其中，不因外界环境因素的影响而白昼时时汗出，动辄益甚者，称为自汗；寐中汗出，醒来自止者，称为盗汗，亦称为寝汗。正常的出汗是人体的生理现象，本节所论述的自汗、盗汗均为汗液过度外泄的病理现象。《明医指掌·自汗盗汗心汗证》对自汗、盗汗的名称做了恰当的说明："夫自汗者，朝夕汗自出也；盗汗者，睡而出，觉而收，如寇盗然，故以名之。"

自汗、盗汗是临床杂病中较为常见的一个病症，中医对其有比较系统、完整的认识，若辨证用药恰当，一般均有良好的疗效。自汗、盗汗作为症状，既可单独出现，也常伴见于其他疾病过程中。本节着重讨论单独出现的自汗、盗汗。至于由其他疾病引起者，在治疗原发疾病的基础上，可参考本节辨证论治。西医学中的甲状腺功能亢进症、自主神经功能紊乱、风湿热、结核病等所致的自汗、盗汗亦可参考本节辨证论治。又有少数人由于体质关系，平素易于出汗，而不伴有其他症状者，则不属本节范围。正如《笔花医镜·盗汗自汗》说："盗汗为阴虚，自汗为阳虚，然亦有禀质如此，终岁习以为常，此不必治也。"

1. 临床诊断

（1）不因外界环境影响，在头面、颈胸，或四肢、全身出汗者，昼日汗出溱溱，动则益甚为自汗；睡眠中汗出津津，醒后汗止为盗汗。

（2）除外其他疾病引起的自汗、盗汗。作为其他疾病过程中出现的自汗、盗汗，因疾病的不同，各具有该疾病的症状及体征，且出汗大多不居于突出地位。

（3）进行血沉、抗"O"、T3、T4、基础代谢、血糖、胸部 X 线摄片、痰涂片等检查，以排除风湿热、甲亢、糖尿病、肺痨等疾病。

2. 中医分型

（1）肺卫不固证：汗出恶风，稍劳汗出尤甚，易于感冒，体倦乏力，面色少华，脉细弱，苔薄白。

（2）营卫不和证：汗出恶风，周身酸楚，时寒时热，或表现为半身、某局部出汗，苔薄白，脉缓。

（3）心血不足证：自汗或盗汗，心悸少寐，神疲气短，面色不华，舌质淡，脉细。

（4）阴虚火旺证：夜寐盗汗或自汗，五心烦热，或兼午后潮热，两颧色红，口渴，舌红少苔，脉细数。

（5）邪热郁蒸证：蒸蒸汗出，汗液易使衣服黄染，面赤烘热，烦躁，口苦，小便色黄，舌苔薄黄，脉象弦数。

一、药物外治法

（一）穴位敷贴法

处方 135

五倍子 3g，白醋 1ml。

【用法】五倍子磨成细粉，过 200 目筛，取 3g，与 1ml 白醋搅拌均匀，质地黏稠如面粉团，用 1 小块纱布包裹，敷于神阙穴，用 1 块透气纱布贴在放好药团的神阙穴上，胶布中点对准脐中，大小以能全部覆盖药团为宜，固定，次日早 8 点取下，日 1 次，5 次为 1 个疗程。

【适应证】糖尿病自主神经病变排汗异常各种证型。

【注意事项】患者贴敷当天不宜游泳和洗冷水浴，可以温水洗澡；贴药当天应忌食生冷食物及海鲜、烧鸭、牛肉、蘑菇等发物；治疗期间饮食应以温、软、淡、素、鲜为宜；戒烟、酒、浓茶、咖啡；忌刺激性及过冷、过烫、过硬或粗糙、辛辣肥甘和阻塞气机的甘薯、土豆等食物。

【出处】《山东中医杂志》2012，31（8）：166–167.

处方 136

煅牡蛎、五倍子、郁金各等份。

【用法】以上药物焙焦研成细末。取药粉 10g，以洁净的医用纱布将药粉双层包裹成团，并用细线把口扎紧，装入密封的瓶子中备用。每次取药团 1 个，先用 5% 月桂氮卓酮溶液润湿，然后压成药饼，置于神阙穴，外用胶布固定。2 天后揭去药饼，休息 1 天，再贴第 2 次，连续贴敷 4 次为 1 个疗程。

【适应证】糖尿病自主神经病变排汗异常属肺卫不固、营卫不和及心血不足者。

【注意事项】患者贴敷当天不宜游泳和洗冷水浴，可以温水洗澡；贴药当天应忌食生冷食物及海鲜、烧鸭、牛肉、蘑菇等发物；治疗期间饮食应以温、软、淡、素、鲜为宜；戒烟、酒、浓茶、咖啡；忌刺激性及过冷、过烫、过硬或粗糙、辛辣肥甘和阻塞气机的甘薯、土豆等食物。

【出处】《山东中医杂志》2009，18（10）：25.

处方 137

五倍子、煅龙骨、山萸肉、桑叶各等份。

【用法】以上药物各取一定量，经过处理后填入脐内，外用膏药固定。

【适应证】糖尿病自主神经病变排汗异常属肺卫不固、营卫不和及心血不足者。

【注意事项】患者贴敷当天不宜游泳和洗冷水浴，可以温水洗澡；贴药当天应忌食生冷食物及海鲜、烧鸭、牛肉、蘑菇等发物；治疗期间饮食应以温、软、淡、素、鲜为宜；戒烟、酒、浓茶、咖啡；忌刺激性及过冷、过烫、过硬或粗糙、辛辣肥甘和阻塞气机的甘薯、土豆等食物。

【出处】《中医外治杂志》2014，23（4）：12–13.

（二）穴位注射法

处方 138

黄芪注射液。双侧足三里、三阴交。

【操作】患者取仰卧位，常规消毒后，用 5ml 一次性无菌注射器抽取黄芪注射液 2ml，针头刺入上述穴位，回抽无血后，每个穴位注射 0.5ml 黄芪注射液，3 天治疗 1 次，7 次为 1 个疗程。

【适应证】糖尿病自主神经病变排汗异常属肺卫不固、气虚自汗者。

【注意事项】避免皮肤破损、溃烂。

【出处】《上海针灸杂志》2003，22（9）：28.

处方 139

复方丹参注射液。双侧足三里、三阴交、合谷、阴郄。

【操作】患者取仰卧位，常规消毒后，用 5ml 一次性无菌注射器抽取丹参注射液 2ml，针头刺入上述穴位，回抽无血后，每个穴位注射 0.5ml 丹参注射液，3 天治疗 1 次，7 次为 1 个疗程。

【适应证】糖尿病自主神经病变排汗异常各种证型。

【注意事项】避免皮肤破损、溃烂。

【出处】《中国针灸》2009，29（10）：779.

（三）艾灸疗法

处方 140

黄芪 50g，人参 50g，五倍子 50g，白术 50g，陈皮 50g，肉桂 30g，川芎 50g，冰片 50g，生姜 400g。

【操作】将除生姜以外的药物研磨成粉。生姜洗净，切成丁状，并用料理机打碎成姜泥，备用。将艾绒搓成梭状体（长约 6cm，直径约 2.5cm），要求所搓的艾炷必须紧实，备用。患者取仰卧位，暴露下腹部，神阙穴与中极穴连线上用 75% 乙醇棉球常规消毒，用蘸有姜汁的棉球在其连线上涂姜汁，将药粉撒于神阙穴与中极穴连线之间，使药粉填满神阙，并使药粉在下腹部任脉走行上呈均匀线状，然后在药粉之上覆盖一层桑皮纸，将提前准备好的姜泥置于其上，使姜泥呈下宽上窄的长条梯状（宽约 5cm、厚约 3cm），并在姜泥上按出一凹槽，将梭状艾炷置于凹槽中，点燃艾炷的头、中、尾部进行施灸，连续施灸 3 壮，约 1 小时。施灸完毕后，取下姜泥和桑皮纸，用温和湿毛巾将姜泥残渣和药粉擦拭干净。每周三、六各治疗 1 次。

【适应证】糖尿病自主神经病变排汗异常属肺卫不固、营卫不和及心血不足者。

【注意事项】治疗期间忌寒凉、辛辣、刺激食物；保持良好心态，避免剧烈活动。

【出处】《中国针灸》2016，36（13）：726.

处方 141

督脉。

【操作】调配材料：新鲜姜泥每次 1000~1500g，5 年陈艾绒每次 200g。患者俯卧于治疗床上，充分暴露脊柱，从下向上捏拿督脉长强至大椎穴、两侧足太阳膀胱经腰背循行处及周围皮肤 5~7 次。沿督脉大椎至长强穴之间放置灸槽，将姜泥在微波炉中加热 2~3 分钟后铺于灸槽内，形成厚约 2.5cm、宽约 6cm 的隔姜层，在姜泥上覆盖一层厚约 2cm、宽约 2cm 的长蛇状艾绒，点燃艾绒，任其自燃自灭，温度过高时将灸槽提起，移到左右两侧的足太阳膀胱经上，每次施灸约 1 小时，使局部有温煦热力，直到所灸部位局部皮肤潮红为度。操作时谨防烫伤患者，施灸之后将背部皮肤清洁干净。每日 1 次，5 天为 1 个疗程，可连续治疗 2~3 个疗程。

【适应证】糖尿病自主神经病变排汗异常属肺卫不固、营卫不和及心血不足者。

【注意事项】不宜在饭前空腹时或饭后立即施灸；不宜在过劳、过饿、酒醉、情绪不稳或妇女经期施灸；灸后饮温开水 1 杯以补充水分；若施灸部位皮肤过红时局部可涂抹湿润烧伤膏以避免烫伤起疱。

【出处】《中国针灸》2018，38（9）：934-935.

（四）扑粉疗法

处方 142

川芎、藁本、白芷各 30g，米粉 50g。

【用法】上药为末，用绢袋包裹，将皮肤擦干后，将此粉适量扑于汗出较多的体表。

【适应证】糖尿病自主神经病变排汗异常各种证型。

【注意事项】治疗期间忌寒凉、辛辣、刺激食物；保持良好心态，避免剧烈活动。

【出处】《云南中医学院学报》2014，37（5）：84-87.

处方 143

麻黄根、煅牡蛎各 30g，煅赤石脂、煅龙骨各 15g。

【用法】上药为末，用绢袋包裹，将皮肤擦干后，将此粉适量扑于汗出较多的体表。

【适应证】糖尿病自主神经病变排汗异常各种证型。

【注意事项】治疗期间忌寒凉、辛辣、刺激食物；保持良好心态，避免剧烈活动。

【出处】《云南中医学院学报》2014，37（5）：84-87.

二、非药物外治法

（一）针刺疗法

处方 144

列缺，照海，合谷，三阴交，膈俞，肺俞，足三里。

【操作】操作时列缺向肘斜刺 1 寸，照海直刺 0.5 寸，共施捻转补法 1 分钟；合谷直刺 1 寸，施捻转泻法 1 分钟；三阴交、足三里直刺 1~1.5 寸，施捻转补法 1 分钟；膈俞、肺俞向椎体方向斜刺 1.5 寸，施捻转补法 1 分钟。

【适应证】糖尿病自主神经病变排汗异常各种证型。

【注意事项】过于饥饿、疲劳、精神高度紧张者不行针刺，体质虚弱者，针刺不宜过强，并尽可能采取卧位。

【出处】《上海针灸杂志》2004，11：18.

处方 145

列缺，照海，合谷，三阴交，膈俞，肺俞，足三里，合谷，复溜，后溪，太冲，大椎，内庭，外关，足临泣。

【操作】列缺、照海、合谷、三阴交、膈俞、肺俞、足三里多用针刺补法，合谷、复溜、后溪、太冲、大椎、内庭、外关、足临泣多用针刺泻法，每次留针 20 分钟。

【适应证】糖尿病自主神经病变排汗异常各种证型。

【注意事项】过于饥饿、疲劳、精神高度紧张者，不行针刺，体质虚弱者，针刺不宜过强，并尽可能采取卧位。

【出处】《陕西中医学院学报》2015，38（4）：37-38.

（二）耳穴压豆法

处方 146

主穴：脾，心，胰，胆，内分泌，三焦，神门。配穴：便秘者加便秘点、大肠点；便溏者加小肠；肝脾不和、腹胀、嗳气者加肝；口苦加胆；血压高者加降压点等。

【操作】每次取一侧耳，左右交替。选穴按照《耳穴治疗学》中耳穴定位及耳穴视诊法选定耳穴及阳性反应点，75% 乙醇棉球消毒，用胶布把中药王不留行籽贴压在耳穴各点处，贴压即时给予揉、按、压，刺激 2~3 分钟，半小时、1 小时两个时间节点重复以上操作，以得气为度。嘱患者每日三餐 15 分后自行按压，每天 3 次，自上而下，所有贴压穴位每次按压 2~3 分钟（20~30 下），强度以患者能耐受、耳部热胀、得气为度。3 日后来院换新的王不留行籽，并重复以上治疗 1 次，保持干燥，避免感染。

【适应证】糖尿病自主神经病变排汗异常各种证型。

【注意事项】过于饥饿、疲劳、精神高度紧张者慎用。

【出处】《现代中医药》2016，36（5）：60-61.

综合评按：中医认为汗是人体功能活动、气血运行、新陈代谢之产物。糖尿病自主神经病变排汗异常中医病机可概括为消渴日久，阴津亏虚或气阴不固，导致腠理开阖失司，进而发生汗液排泄异常。本病虚多实少，以虚为主，多为气虚或阴虚，或兼有湿、热、瘀等实邪，日久伤阴耗气，导致气阴俱虚，甚至阴阳两亏，严重影响患者的生活及工作。因此，要谨察早治，以防微杜渐。消渴病汗证临床复发率高，经系统治疗后症状可明显缓解，但易反复，影响复发因素较多，在治疗中除需注重对基础病的控制与改善外，生活起居、情志、饮食等日常调护尤为重要。本节收录 12 种外治法，穴位注射可刺激穴位达到活血化瘀之功，针灸治疗可攻补兼施达到调和阴阳之功，其他中医外治法如中药贴敷、耳穴压豆等都能起到显著疗效，体现了中医治疗本病有多种形式，也弥补了西医治疗的不足，随着中医药对消渴病汗证的不断研究，逐渐凸显出中医药在其治疗中的优势，又因中医药简、便、廉、验、副作用小，更值得推广运用。

第十二节 糖尿病性功能障碍

糖尿病性功能障碍是糖尿病常见的并发症，主要表现为性欲障碍、勃起功能障碍、射精障碍及感觉障碍。其中勃起功能障碍（俗称阳痿）更加常见，发生率约为10%。其次是射精障碍，主要表现为不射精和逆行射精。其机制是糖尿病引起的周围神经病变，尤其是自主神经病变，造成精囊和膀胱颈不同程度的功能障碍，当精囊出现麻痹时即出现不射精。本证属中医"阳痿""早泄"范畴，以阴茎萎软，或举而不坚，不能插入阴道进行性交，或者性交时间极短，甚至在阴茎尚未插入阴道之前即已射精为主要表现。

1. 临床诊断

（1）性欲障碍：性欲是对性行为的一种要求，性欲障碍表现为性欲减退或消失，对性失去兴趣，或性厌恶，性欲亢进。

（2）性行为异常：性交频率降低，或不能维持勃起、完成性交。

（3）射精异常：可出现早射精，阴茎未进入阴道或刚进入阴道即射精；或出现射精无力或不射精，缺乏性高潮，患者无射精反应；部分患者出现逆行射精，即有射精感觉和动作，但无精液流出。

（4）勃起异常：性刺激或性交时阴茎不能勃起，或不能维持勃起完成性交。严重者夜间及晨间勃起均消失。

（5）其他：还可出现会阴、阴茎感觉异常，睾丸质地变软、萎缩，阴茎回缩等。严重者可表现神经源性膀胱，出现尿潴留。

2. 中医分型

（1）肝气郁结证：阳事不起，或起而不坚，伴见胸胁胀满，或窜痛，善太息，情志抑郁，咽部如物梗阻。舌淡少苔，脉弦。

辨证要点：阳事不起，或起而不坚，情志抑郁，咽部如物梗阻，舌淡少苔，脉弦。

（2）肝经湿热证：阳事不起，或起而不坚，早射精，伴见阴囊潮热，或臊臭坠胀，阴囊瘙痒，胸胁胀痛灼热，厌食，腹胀，口苦泛恶，大便不调，小便短赤，肢体困倦，舌质红，苔黄腻，脉滑数。

辨证要点：阳事不起，或起而不坚，早射精，伴见阴囊潮热、小便短赤，舌质红，苔黄腻，脉滑数。

（3）瘀血阻络证：阳痿不举，龟头青暗，伴见睾丸刺痛，胸胁胀闷窜痛，性情急躁，胁下痞块，或腹、腰、阴部刺痛。舌质紫暗或有瘀斑瘀点，脉涩。

辨证要点：阳痿不举，龟头青暗，伴见睾丸刺痛，阴部刺痛，舌质紫暗或有瘀斑瘀点，脉涩。

（4）命门火衰证：阳痿阴冷，精液量少，兼见面色㿠白或熏黑，头晕耳鸣，精神萎靡，腰膝酸软或疼痛，畏寒怕冷，或肢冷，以下肢为甚，大便久泄不止，或完谷不化，或五更泄，浮肿，腰以下甚，按之不起。舌淡胖，苔白，脉沉细。

辨证要点：阳痿阴冷，精液量少，兼见面色㿠白或熏黑，畏寒怕冷，舌淡胖，舌苔白，脉象沉细。

（5）肾阴亏虚证：阳痿阴冷，精液量少，射精快，伴见腰膝酸软，眩晕耳鸣，失眠多梦，遗精，形体消瘦，潮热盗汗，五心烦热，咽干颧红，溲黄便干。舌红少津，脉细数。

辨证要点：阳痿阴冷，精液量少，射精快，伴见腰膝酸软，潮热盗汗，五心烦热，咽干颧红，舌红少津，脉细数。

（6）寒滞肝脉证：阳事萎顿，精薄精冷，伴见少腹牵引睾丸坠胀冷痛，或阴囊收缩引痛，受寒则甚，得热则缓。舌苔白滑，脉沉弦或迟。

辨证要点：阳事萎顿，精薄精冷，伴见少腹牵引睾丸坠胀冷痛，或阴囊收缩引痛，舌苔白滑，脉沉弦或迟。

（7）肝血虚证：阳事少兴，举而不坚，或见早泄，伴见眩晕耳鸣，面色无华，夜寐多梦，肢体麻木，关节拘急不利，爪甲不荣，视力减退。舌淡苔白，脉细。

辨证要点：阳事少兴，举而不坚，或见早泄，伴见眩晕耳鸣，面色无华，舌淡苔白，脉细。

（8）痰湿阻络证：阴茎痿软，勃而不坚，伴见形体肥伴，胸闷心悸，目窠微浮，胃脘痞满，痰涎壅盛。舌胖大有齿痕，苔白腻，脉滑。

辨证要点：阴茎痿软，勃而不坚，伴见形体肥伴，胃脘痞满，痰涎壅盛，舌胖大有齿痕，苔白腻，脉滑。

（9）脾胃气虚证：阴茎痿软，勃而不坚，伴见纳少，腹胀，饭后尤甚，大便溏薄，肢体倦怠，少气懒言，面色萎黄或㿠白，浮肿，或消瘦。舌淡苔白，脉缓弱。

辨证要点：阴茎痿软，勃而不坚，伴见纳少，腹胀，饭后尤甚，大便溏薄，肢体倦怠，舌淡苔白，脉缓弱。

一、药物外治法

（一）中药涂擦法

🥣 处方 147

冬虫夏草，麝香，五倍子，菟丝子。

【用法】上述中药按 5：1：10：10 比例，经粉碎、提纯、蒸馏、精制等步骤制成，擦涂于阴茎处，每日 1 次，4 周为 1 个疗程。

【适应证】糖尿病性功能障碍各种证型。

【注意事项】患者涂擦当天不宜游泳和洗冷水浴，可以温水洗澡；用药当天应忌食刺激性及生冷食物；戒烟、酒、浓茶、咖啡。

【出处】《中国医学创新》2012，9（20）：27-28.

🥣 处方 148

丁香 20g，细辛 20g。

【用法】将上述药物浸入 95% 乙醇 100ml 内 15 天后，以浸出液涂阴茎龟头部位，涂药 3 分钟后，可行房事。

【适应证】糖尿病性功能障碍各种证型。

【注意事项】患者涂擦当天不宜游泳和洗冷水浴，可以温水洗澡；用药当天应忌食刺激性及生冷食物；戒烟、酒、浓茶、咖啡。

【出处】《新中医》1988，4：13.

处方 149

急性子 15g，蟾酥 3g，麝香 0.5g，葱白适量。

【用法】先将前 2 味药研细末，入麝香，再研极细，滴水和成丸药 1 粒，用葱白捣融包裹，外用湿纸再包 1 层，放炭火中煨 3~5 分钟，取出换纸，再包再煨，如此反复 7 次，去纸和葱，将药制成丸子，如绿豆大，备用。睡前取药丸 3 粒，用白酒化开涂于神阙、曲骨穴及阴茎头，每晚 1 次。

【适应证】糖尿病性功能障碍命门火衰证。

【注意事项】患者涂擦当天不宜游泳和洗冷水浴，可以温水洗澡；用药当天应忌食刺激性及生冷食物；戒烟、酒、浓茶、咖啡。

【出处】《新中医》1988，4：13.

（二）熏洗疗法

处方 150

五倍子 20g。

【用法】五倍子加水文火煎煮 30 分钟，再加入适量温水，熏洗阴茎龟头，每晚 1 次。

【适应证】糖尿病性功能障碍各种证型。

【注意事项】患者熏洗当天不宜游泳和洗冷水浴，可以温水洗澡；用药当天应忌食刺激性及生冷食物；戒烟、酒、浓茶、咖啡。

【出处】《江西中医药》1982，1：53.

（三）穴位注射法

处方 151

维生素 B_1 注射液 50mg 或丙酸睾酮 5mg。取穴：关元，中极，肾俞，气海。

【用法】患者取仰卧位，常规消毒后，用 5ml 一次性无菌注射器抽取维生素 B_1 注射液或丙酸睾酮 4ml，针头刺入关元、中极、肾俞、气海，回抽无血后每个穴位注射 0.5ml 药液，3 天治疗 1 次，7 次为 1 个疗程。

【适应证】糖尿病性功能障碍各种证型。

【注意事项】避免皮肤破损、溃烂。

【出处】《世界中西医结合杂志》2011，6（2）：180-184.

🥣 处方 152

鹿茸精注射液 4ml。取穴：气海，关元，中极，曲骨，双侧足三里，命门。

【用法】患者取仰卧位，常规消毒后，用 5ml 一次性无菌注射器抽取鹿茸精注射液 4ml，针头刺入气海、关元、中极、曲骨、双侧足三里、命门穴，回抽无血后每个穴位注射 0.5ml 药液，3 天治疗 1 次，7 次为 1 个疗程。

【适应证】糖尿病性功能障碍各种证型。

【注意事项】避免皮肤破损、溃烂。

【出处】《世界中西医结合杂志》2011，6（2）：180-184.

二、非药物外治法

（一）针刺疗法

🥣 处方 153

①心俞，中极，胃俞，脾俞，肾俞。②上脘，关元，足三里，太溪，委中，三阴交，然谷。

【操作】两组穴位隔日交替针刺，在使用行针手法之后留电针 30 分钟，每 10 次为 1 个疗程。行针手法：进针后行补泻手法，虚者补之，实者泻之，提插捻转，要让患者感觉前阴有酸、麻、重、胀的感觉。

【适应证】糖尿病性功能障碍各种证型。

【注意事项】过于饥饿、疲劳、精神高度紧张者不行针刺，体质虚弱者，针刺不宜过强，并尽可能采取卧位。

【出处】《中国医学创新》2012，9（20）：27-28.

🥣 处方 154

关元、三阴交或单个会阴穴。

【操作】隔日交替针刺，强刺激，留针 30 分钟。

【适应证】糖尿病性功能障碍各种证型。

【注意事项】过于饥饿、疲劳、精神高度紧张者，不行针刺，体质虚弱者，针刺不宜过强，并尽可能采取卧位。

【出处】《中华中医药学会第十一届男科学术论文》2011：326-327.

处方 155

神阙，气海，关元，肾俞，命门，百会，太溪，足三里，三阴交，太冲，肝俞，脾俞。

主穴取肾俞、命门，配穴取足三里、气海、关元，适用于肾虚精亏者。

主穴取肾俞、命门、三阴交、关元，偏肾阳虚者加太溪、气海，偏肾阴虚者加太溪、太冲，肝郁者加肝俞、太冲，脾虚者加脾俞、足三里。

【操作】神阙、气海、关元穴用灸法，余用针刺，施以补法，使腹部穴热感传至阴部。

【适应证】糖尿病性功能障碍相应证型。

【注意事项】过于饥饿、疲劳、精神高度紧张者，不行针刺，体质虚弱者，针刺不宜过强，并尽可能采取卧位；皮肤过敏者禁用。

【出处】《世界中西医结合杂志》2011，6（2）：180-184.

处方 156

腰阳关，命门，肾俞，次髎，曲泉，足三里，太溪，催欲穴（阴茎上下左右各 1 穴）。

【操作】取上述穴位进行电针仪治疗，穴位常规消毒，选 28 号 1.5 寸毫针针刺，深度约为 1 寸，有针感后停止进针，并留针连接电针仪，选取连续波，电流强度以患者耐受为度，每次 20 分钟，每天 1 次，连续治疗 6 天，休息 1 天，4 周为 1 个疗程。

【适应证】糖尿病性功能障碍各种证型。

【注意事项】过于饥饿、疲劳、精神高度紧张者，不行针刺，体质虚弱者，针刺不宜过强，并尽可能采取卧位；皮肤过敏者禁用。

【出处】《世界中西医结合杂志》2011，6（2）：180-184.

（二）穴位埋线

处方 157

中极、次髎、关元、长强、命门等穴。

【操作】8 号针头将医用 2 号羊肠线刺入上述穴位约 2cm 留置。于埋线后第 2 天，以手指捏住系带，持续搓捻系带和皮下羊肠线，每组操作 10 次，每天 2 次，每 3 周为 1 个疗程。

【适应证】糖尿病性功能障碍各种证型。

【注意事项】过于饥饿、疲劳、精神高度紧张者在治疗时应尽可能采取卧位。

【出处】《中国医学创新》2012，9（20）：27-28.

（三）艾灸疗法

处方 158

肾俞、长强、会阴等穴位。

【操作】用点燃的艾条距离皮肤 2cm 左右施灸，以发热、不痛为度，每穴灸 15 分钟。

【适应证】糖尿病性功能障碍各种证型。

【注意事项】不宜在饭前空腹时或饭后立即施灸；不宜在过劳、过饿、酒醉、情绪不稳时施灸；灸后饮温开水 1 杯补充水分；若施灸部位皮肤过红时局部可涂抹湿润烧伤膏以避免烫伤起疱；患有皮肤感觉减弱或过敏者慎用。

【出处】《中国医学创新》2012，9（20）：27-28.

处方 159

关元，神阙，中极，身俞，腰阳关，命门。心脾受损型加脾俞、心俞、足三里穴；湿热下注型加阴陵泉穴。

【操作】按隔姜灸法操作，每次选用 3~5 个穴位，每穴每次灸 3~5 壮，每日 2 次，7~10 天为 1 个疗程或至病愈为止。

【适应证】糖尿病性功能障碍各种证型。

【注意事项】不宜在饭前空腹时或饭后立即施灸；不宜在过劳、过饿、酒醉、情绪不稳时施灸；患有皮肤感觉减弱或过敏者慎用。

【出处】《中华中医药学会第十一届男科学术论文》2011：326-327.

处方 160

膈俞，肾俞，胃俞，命门，腰阳关，关元，中极。

【操作】每次取 3~5 个穴，交替取穴。先将灸盒无底的一面罩需灸部位，然后点燃 1 寸长的艾条（根数依所灸部位确定），对着罩在盒下的经络和穴位，横放于盒中网上，最后盖上盒盖，每日 1 次，每次 10~20 分钟，治愈停用。

【适应证】命门火衰、肾阴亏虚、肝血虚及脾胃气虚型糖尿病性功能障碍。

【注意事项】阳热证、实证均不宜用，盒内的温度太高则将盒盖稍移，留一小间隙以降温，灸时体位要保持平稳，避免艾炷滚动烧着衣物和皮肤。

【出处】《中华中医药学会第十一届男科学术论文》2011：326-327.

处方 161

气海，关元，三阴交。

【操作】每穴用艾条温和灸 10 分钟，每日 1 次，10 次为 1 个疗程。

【适应证】糖尿病性功能障碍各种证型。

【注意事项】不宜在饭前空腹时或饭后立即施灸；不宜在过劳、过饿、酒醉、情绪不稳时施灸；患有皮肤感觉减弱或过敏者慎用。

【出处】《世界中西医结合杂志》2011，6（2）：180-184.

（四）推拿疗法

处方 162

委中、肾俞、太溪、气海、中极等穴。

【操作】运用常规推拿手法，如点法、拿法、摩法、揉法、推法等，操作约 30 分钟。

【适应证】糖尿病性功能障碍各种证型。

【注意事项】不宜在饭前空腹时或饭后立即实施；不宜在过劳、过饿、酒醉、情绪不稳时实施。

【出处】《中国医学创新》2012, 9（20）: 27-28.

处方 163

涌泉、太溪、昆仑等穴。

【操作】用手按摩双侧脚心，每日起床和睡前各 1 次，左右各 100 次。同时可配合健身锻炼法。

【适应证】糖尿病性功能障碍各种证型。

【注意事项】不宜在饭前空腹时或饭后立即实施；不宜在过劳、过饿、酒醉、情绪不稳时实施。

【出处】《中华中医药学会第十一届男科学术论文》2011: 326-327.

（五）耳穴压豆法

处方 164

耳穴：精宫，外生殖器，睾丸，屏间，脑，神门，内分泌。

【操作】每次取一侧耳，左右交替。选穴按照《耳穴治疗学》中耳穴定位及耳穴视诊法选定耳穴及阳性反应点，75% 乙醇棉球消毒，用胶布把中药王不留行籽贴压在耳穴各点处，在贴压即时给予揉、按、压刺激 2~3 分钟，半小时、1 小时两个时间节点重复以上操作，以得气为度；嘱患者每日三餐 15 分钟后自行按压，每天 3 次，自上而下，所有贴压穴位每次按压 2~3 分钟（20~30 下），强度以患者能耐受、耳部热胀、得气为度，保持干燥，避免感染。

【适应证】糖尿病性功能障碍各种证型。

【注意事项】过于饥饿、疲劳、精神高度紧张者慎用。

【出处】《世界中西医结合杂志》2011, 6（2）: 180-184.

综合评按： 糖尿病性功能障碍属中医"阳痿""早泄"范畴，以阴茎痿软，或举而不坚，不能插入阴道进行性交，或者性交时间极短，甚至在阴茎尚未插入阴道之前即已射精为主要表现。本病病机主要包括肾虚、肝郁、血瘀等几个方面。首先，肾为先天之本，藏精，内寄阴阳，为水火之宅，主水，主纳气，肾精亏虚，阴阳失调，五脏六腑功能随之紊乱，使消渴病阳痿形成并不断加重。其次，消渴病患者长期精神压抑，肝气郁结，枢机失运，郁而化火，灼伤肝肾，肝肾不足发为阳痿。中医外治法对糖尿病性功能障碍的治疗过程中，无论寒、热、虚、实及性神经衰弱，或其他疾病因素导致的，都有显著、可靠的效果。本节收录了18种外治法，诸法中各有特点，如穴位注射等，在局部穴位上，作用迅速，直达病所。涂擦熏洗诸法，收效均佳，独施其长，而且携带方便，随时随地可用，灵活性强。在中医外治的同时，必须注意改掉不良生活习惯，如手淫、房事过度等，消除精神障碍，起居有常，适当参加体育锻炼，如长期练气功、太极拳等，戒除烟酒。这些亦是提高疗效不可忽视的重要环节。灵活选法用药，一法或多法兼用，方能取得满意效果。

第十三节 糖尿病合并牙周炎

糖尿病是一种常见的内分泌代谢疾病，它的急、慢性并发症可累及多个器官，已成为致残率、死亡率仅次于肿瘤和心血管疾病的第三大疾病，严重影响患者的身心健康，并给个人、家庭、社会带来了沉重的负担。随着生活方式的改变和老龄化程度的加速，我国糖尿病的患病率正在呈快速上升趋势，而与年龄相关的牙周病作为口腔常见病和多发病，发病率亦有逐渐升高的趋势。牙周炎是以牙龈萎缩、牙根宣露、牙齿松动、经常渗血或脓液为特征的病症，早期常无明显症状，日久牙齿松动脱落。中医学称之为"牙宣""齿龈宣露""齿牙根摇""齿间出血""齿挺"等。中医学认为齿为肾所主，而上下牙龈为阳明大肠经和胃经所属，齿与齿龈均需气血的濡养。饮食不节，嗜食肥甘，胃肠积热，循经上蒸，熏灼牙齿，损龈伤络，热盛肉腐，龈肿生脓；久病体虚或妇人生育过多及先天禀赋不足，肾精虚损，精亏髓枯，牙齿失于濡养，而致萎软动摇，龈萎根露；或素体虚弱，久病耗气伤血，气血亏虚，龈肉失养，牙齿失固，易遭邪毒侵袭，毒邪深伏，积滞成石，龈萎齿挺，反复发作。总之，本病的发病多由胃火炽盛、肾阴亏虚、气血虚弱所致。

1. 临床诊断

（1）病史：①糖尿病病史。②口腔疾病病史。③牙周病史。④家族史。

（2）症状：①牙龈的炎症和出血。②牙周袋。③牙槽骨吸收。④牙齿松动和移位。

2. 中医分型

（1）胃火炽盛证：牙龈红肿疼痛，牙石堆积，或有龋齿，渗血溢脓，口臭口渴，喜冷饮，大便干结，舌质红，苔黄厚，脉洪大或滑数。

（2）肾阴亏虚证：牙龈萎缩，或有糜烂，牙根宣露，牙齿松动，疼痛不甚，迁延不愈，日渐加重，龈肉灰暗无泽，龈袋溢脓，甚或全口牙齿松动移位，或有头晕耳鸣，手足心热，腰膝酸软，舌红苔少，脉细或数。

（3）气血两亏证：牙龈淡白萎缩，牙根宣露，牙齿松动，咀嚼无力，牙龈经常渗血，刷牙或吮吸时出血，口中有腥臭气味，缠绵不愈，或见面色萎黄，倦怠乏力，纳呆，头昏眼花，舌质淡，苔薄白，脉沉弱。

一、药物外治法

（一）含漱疗法

🥣 处方 165

黄芩 100g，白醋 500ml，蒸馏水 60ml。

【用法】将 100g 黄芩加入 500ml 白醋中浸泡 3 天，过滤，取滤液 30ml，然后加入蒸馏水 60ml，饭后取 15ml 含漱 3 分钟吐出，之后用清水漱口，1 天 3 次，3 个月为 1 个疗程。

【适应证】胃火炽盛型糖尿病合并牙周炎。

【注意事项】在接受治疗期间避免食用刺激性食物，禁烟、酒，保持口腔卫生。

【出处】《现代中西医结合杂志》2018，9（15）：1688.

🥣 处方 166

菊花 3g，薄荷 3g，三七花 3g。

【用法】将上 3 味药放热水中浸泡后漱口。

【适应证】胃火炽盛型糖尿病合并牙周炎。

【注意事项】在接受治疗期间避免食用刺激性食物，禁烟、酒，保持口腔卫生。

【出处】庞国明.《糖尿病诊疗全书》中国中医药出版社.

处方 167

甘草 3g，黄芩 6g，金银花 3g，薄荷 6g，菊花 6g。

【用法】每日 1 剂，用 200ml 沸水浸泡 1 小时，每次含漱 25ml，1 天 3 次，饭后含漱 1 分钟。7 天为 1 个疗程。

【适应证】胃火炽盛型糖尿病合并牙周炎。

【注意事项】在接受治疗期间避免食用刺激性食物，禁烟、酒，保持口腔卫生。

【出处】《全科口腔医学电子杂志》2019，8（35）：139.

处方 168

金银花 5g，硼砂 7.5g，甘草 7.5g。

【用法】上药开水冲泡 20 分钟后漱口。4 周为 1 个疗程。

【适应证】胃火炽盛型糖尿病合并牙周炎。

【注意事项】在接受治疗期间避免食用刺激性食物，禁烟、酒，保持口腔卫生。

【出处】《内蒙古中医药》2014，15（7）：69.

（二）刷牙法

处方 169

固齿散：滑石粉 18g，甘草末 3g，朱砂（末）0.9g，雄黄末 1.5g，冰片末 1.5g。

【用法】以上 5 味药兑匀，装瓷瓶备用，用时取少许刷牙，每日 3 次。

【适应证】肾阴亏虚型糖尿病合并牙周炎。

【注意事项】治疗期间忌食腥、冷、辛、辣食物。

【出处】庞国明.《糖尿病诊疗全书》中国中医药出版社.

二、非药物外治法

（一）耳穴压豆法

处方 170

耳穴：内分泌、肾上腺、肾、皮质下、神门、耳尖等穴位。

【操作】用探穴笔找出穴位敏感点，先用 75% 乙醇局部消毒并去油脂，待皮肤干后，取王不留行籽粘在 0.6m×0.6m 的胶布中间，对准穴位贴敷，并用手指按压，3~5 次 / 天，1 分钟 / 次，贴敷一次持续 5~7 天，两耳交替，嘱患者每日按摩耳朵至发热、发胀为止，10 天为 1 个疗程，治疗 3 个疗程。

【适应证】糖尿病合并牙周炎各种证型。

【注意事项】治疗期间禁食辛辣等刺激性食物。

【出处】庞国明.《糖尿病诊疗全书》中国中医药出版社.

（二）放血疗法

处方 171

水沟，大椎，大陵，风池，曲池，足三里。

【操作】毫针点刺牙龈溃疡周围小络脉，使之微出血即可。同时配合体针，取水沟、大椎、大陵、风池、曲池、足三里，首先对这些穴位进行消毒，采用 1 寸毫针进行针刺，进针速度应快，针尖与头皮呈 30° 左右夹角，快速刺入皮下或肌层，然后沿刺激区快速推进到相应的深度，留针 30 分钟。连续针刺 3 天，巩固疗效。

【适应证】胃火炽盛型糖尿病合并牙周炎。

【注意事项】治疗期间禁食辛辣等刺激性食物；全身口服抗生素以防止口内针刺处感染。

【出处】《中国中医急症》2012，11（10）：1651.

综合评按：中医外治法治疗糖尿病合并牙周炎，无论是预防还是治疗都有显著效果。从临床和有关资料看，中医外治法治疗糖尿病合并牙周炎，不仅符合辨证论治要求，而且毒性小，副作用少。本文所选耳穴压豆、放血等法，使刺激通过穴位经络，由表入里发挥作用；含漱法直达病所，收效快；刷牙、耳穴压豆等法廉、便、效、验，可根除沉宿，独施其长。临床实践，贵在灵活，视其轻重缓急，或施一法，或多法兼施，必能效若桴鼓。据报道，用含漱法治疗牙齿动摇 186 例，用药 3 天即见效，用药 1 周有明显效果。以固齿散刷牙治疗此病 74 例，痊愈 62 例，好转 9 例，取得了总有效率 95.9% 的佳效。

第十四节　甲状腺功能亢进症

甲状腺功能亢进症简称甲亢，是指甲状腺腺体本身产生甲状腺激素过多而引起的以神经、循环、消化等系统兴奋性增高和高代谢亢进为主的临床综合征，是内分泌系统的常见疾病之一，以烦躁、心悸、乏力、怕热、多汗、消瘦、食欲亢进等为主要临床表现。随着日益增长的生活压力，甲亢的患病率呈逐年增长的趋势。目前，西医治疗甲亢主要以抗甲状腺药物、放射性碘以及手术治疗为主，然而三者均不能对甲亢进行有效的病因治疗，以至于甲亢治疗后往往存在复发率高、副作用多、手术创伤大等不良反应。目前西医治疗甲亢多是对症施治，而中医学辨证论治，治病求本，针对本病发病机制施治，治疗甲亢具有一定优势，弥补了西医治疗的不足。

中医学无"甲亢"之病名，但根据其主要临床特征，可将其归属于中医"瘿瘤""瘿病""汗证""食亦""心悸""郁证"等范畴，其中尤以"瘿病"最为常见。甲亢在中医属"瘿病"的"瘿气"范畴，其中情志变化既是发病重要原因，也是临床表现之一。《临证指南医案》曰："女子以肝为先天，阴性凝结，易于怫郁。"肝脏喜条达而恶抑郁，肝主疏泄的功能与情志活动有密切联系，易致气郁痰结、肝郁化火，故瘿气多以女子常见，临床研究表明，女性与男性甲亢的患病比例约为 4∶1。甲亢多以颈前喉结两旁结块肿大为主要临床特征，与情志内伤、饮食及水土失宜有关，但也与体质因素有密切关系。其基本病机是气滞、痰凝、血瘀壅结颈前。

1.临床诊断

（1）颈前喉结两旁结块肿大，可随吞咽动作而上下移动。

（2）常有饮食不节、情志不舒的病史，或发病有一定的地域性。

（3）早期多无明显的伴随症状，发生阴虚火旺的病机转化时，可见低热、多汗、心悸、眼突、多食易饥、面赤、脉数等表现。

（4）总三碘甲状腺原氨酸（TT3）、总甲状腺素（TT4）、血清游离三碘甲腺原氨酸（FT3）、血清游离甲状腺素（FT4）、促甲状腺素（TSH）、甲状腺过氧化物酶抗体（TPOAb）、促甲状腺素受体抗体（TRAb）、抗甲状腺球蛋白抗体（TGAb）、促甲状腺激素释放激素（TRH）兴奋试验、甲状腺 ^{131}I 摄取率、甲状腺彩超、核素及病理组织学等检查有助于诊断。

2. 中医分型

（1）气郁痰阻证：颈前喉结两旁结块肿大，质软不痛，颈部觉胀，胸闷，善太息，或兼胸胁窜痛，病情常随情志波动，苔薄白，脉弦。

（2）痰结血瘀证：颈前喉结两旁结块肿大，按之较硬或有结节，肿块经久未消，胸闷，纳差，舌质暗或紫，苔薄白或白腻，脉弦或涩。

（3）肝火旺盛证：颈前喉结两旁轻度或中度肿大，一般柔软光滑，烦热，容易出汗，性情急躁易怒，眼球突出，手指颤抖，面部烘热，口苦，舌质红，苔薄黄，脉弦数。

（4）心肝阴虚证：颈前喉结两旁结块或大或小，质软，病起缓慢，心悸不宁，心烦少寐，易出汗，手指颤动，眼干，目眩，倦怠乏力，舌质红，苔少或无苔，舌体颤动，脉弦细数。

一、药物外治法

（一）外敷疗法

🥣 处方 172

甲亢膏：生大黄，栀子，青黛，浙贝，山慈菇。

【用法】用夏枯草水煎3次，浓缩滤液并加95%乙醇，调制夏枯草酒液，然后和上药面共同调成软膏状，每次用甲亢膏适量敷于甲状腺处，外用油纸等固定。

【适应证】甲亢邪实壅盛证，也可用于虚实夹杂证。

【注意事项】每晚睡前敷上，次日晨起取下，每日夜敷1次，连用

50 天。

【出处】倪青.《内分泌诊疗全书》中国中医药出版社.

处方 173

夏枯草 15g，半夏 10g，乳香 10g，没药 10g，山慈菇 10g，延胡索 10g，五倍子 10g，贝母 10g。风热痰阻证加连翘 10g、蒲公英 15g；火郁痰阻证加栀子 10g、黄芩 15g；气郁痰阻证加郁金 10g、柴胡 15g。

【用法】将上方研成末，倒入治疗碗中，然后一手倒黄酒，一手用压舌板搅拌，直至变成均匀的糊状。摊平玻璃纸，将调好的药物平摊在玻璃纸上，制成长 10cm、宽 10cm、厚 1cm 的敷贴。将敷贴置于操作者前臂内侧试温，觉温度可接受，便将敷贴置于受试者颈部，受试者觉可接受便轻敷颈部，然后用绷带包扎固定。

【适应证】甲亢邪实壅盛证，也可用于虚实夹杂证。

【注意事项】绷带包扎不宜过紧，敷药时间以 4~6 小时为宜。

【出处】《中外健康文摘》2014，（20）：37-38.

处方 174

三七粉 5g，芒硝 5g。

【用法】将 2 味药用醋调成糊状，敷于肿大的甲状腺相应的部位。每日 1 次，每次 30 分钟。

【适应证】甲亢初期邪实壅盛证，也可用于迁延日久的虚实夹杂证。

【注意事项】敷药期间宜清淡饮食，保持心情舒畅。

【出处】《黑龙江中医药》2016，2：22-23.

处方 175

肉桂、干姜、威灵仙各 100g，麻黄 50g。

【用法】上药共研细粉，分成 10 份，取 1 份与适量米醋调成糊状，热敷喉结两旁结块，每日 2 次，每次 20 分钟，连用 10 天，20 次为 1 个疗程。

【适应证】痰结血瘀型甲状腺功能亢进症。

【注意事项】可配合中药桂枝茯苓丸加减口服。

【出处】《山西中医》2014，25（3）：21-22.

处方 176

黄药子 15g，生大黄 20g，僵蚕 15g，土鳖虫 20g，贯众 15g，连翘 20g，明矾 15g。

【用法】上药共为细末，用醋、黄酒调成糊，湿敷患处，3 日换药 1 次。

【适应证】痰热壅盛型甲状腺功能亢进症。

【注意事项】敷药期间宜清淡饮食，保持心情舒畅；局部皮肤破溃者禁用。

【出处】《北京中医药》2016，36（6）：19–21.

（二）穴位注射法

处方 177

海藻 125g，昆布 125g，白药子 125g，黄药子 125g，夏枯草、牡蛎、海螵蛸各 93.75g，冰片 3g。

【用法】上药制成药液 1000ml，分装 2ml 安瓿，灭菌备用。患者取坐位，面向正前，头部保持正常位置，暴露一侧肘关节，向心性（即手心朝心脏方向）屈曲呈 90°。常规局部消毒，用 2~5ml 的注射器，以 6~6.5 号针头，直插刺入曲池穴。当患者有酸、麻、胀等针感后，回抽针栓若无回血，即可缓缓注入。成人首次注 1ml，以后每次注 2ml，左右两侧曲池穴交替注射。5 天 1 次，10 次为 1 个疗程。

【适应证】痰结血瘀型地方性甲状腺肿。

【注意事项】注意回抽针栓若无回血，方可缓缓注入。

【出处】《陕西中医》2016，5：54–55.

二、非药物外治法

（一）针灸疗法

处方 178

内关，足三里，间使，三阴交，合谷，太溪。甲状腺肿大配丰隆、气瘿；心悸失眠配神门、内关；烦躁易怒配行间、肝俞；多食易饥配足三里、脾俞等。

【操作】每天针刺 1 次，每次留针 20~30 分钟，10 次为 1 个疗程，间隔 3 天再行下 1 个疗程，间隔时可选取双侧耳穴神门、皮质下、内分泌、心、脾、脑点、神门，用王不留行籽贴压于各穴，每隔 2 小时自行按压各穴 1 次，有胀痛感即可。

【适应证】甲状腺功能亢进症各种证型。

【注意事项】针刺治疗刺激不宜过强，并尽量采取卧位。

【出处】倪青.《内分泌诊疗全书》中国中医药出版社.

处方 179

气海，脾俞，肾俞，心俞，足三里。畏寒、肢冷、乏力加灸大椎、命门、身柱；水肿、尿少加针刺关元、阴陵泉、丰隆，灸关元、神阙；腹胀、便秘加天枢、上巨虚、大肠俞；反应迟钝、智力低下加百会、四神聪、太溪；心律不齐、心动过缓加内关、神门；肌肉关节疼痛加合谷、阳陵泉、太冲、曲池；月经不调加三阴交、血海；性功能障碍加大敦、秩边、次髎、环跳；食欲减退加公孙、内关、中脘；郁闷、心烦加曲泽、膻中、肝俞；病久阴阳两虚加行间、太溪。以上取穴均为双侧。

【操作】毫针补法为主，足三里穴针刺加灸，留针 30 分钟，每周 3 次。

【适应证】甲状腺功能亢进症。

【注意事项】应避免针刺到血管以防出血，有出血倾向者不宜针刺。

【出处】《上海针灸杂志》2015，24（1）：25-26.

处方 180

阴虚阳亢证：太冲，太溪，气舍，间使。气阴两虚证：合谷，关元，照海，天突，天鼎。

【操作】补法，每日 1 次，以顺时针捻转为宜。

【适应证】甲状腺功能亢进症相应证型。

【注意事项】注意针刺手法应用进针，行针应与患者多交流，细心观察患者表情变化，掌握不同患者耐受程度。

【出处】《北京中医药》，2016，36（6）：26-27.

处方 181

阴虚火旺取臑会，气舍，间使，太冲，太溪。眼突加天柱、风池；失眠加胆俞、心俞；潮热加大椎、劳宫；盗汗加阴郄、后溪；易饥、消瘦加三阴交、足三里。

气阴两伤取合谷，天突，天鼎，关元，照海。心悸加内关、神门；便溏加天枢、公孙、脾俞。

【操作】每天针刺 1 次，根据病情及体质酌情采用补法、泻法或平补平泻法。每次留针 20~30 分钟，10 次为 1 个疗程，间隔 3 天再行下 1 个疗程，间隔时可选取双侧耳穴神门、皮质下、内分泌、心、脾、脑点，用王不留行籽贴压于各穴，每隔 2 小时自行按压各穴 1 次，有胀痛感即可。

【适应证】甲状腺功能亢进症相应证型。

【注意事项】针刺前患者应静息片刻，待气血平和后再针刺。

【出处】《中国地方病法治杂志》2014，22（2）：159–160.

处方 182

肝俞，心俞，肾俞，脾俞，内关，合谷，神门，天突，天鼎，足三里，三阴交，丰隆。

【操作】每次选 5~6 穴，采用针刺治疗仪行电针治疗，每日 1 次，每次治疗 15 分钟。

【适应证】甲状腺功能亢进症各种证型。

【注意事项】注意观察患者对电流刺激耐受情况，防止电流过大。

【出处】《北京中医药》2016，36（6）：16–17.

处方 183

耳穴：内分泌，皮质下，脾，胃，肝，肾。

【操作】患者取坐位，持耳轮后上方，找内分泌、皮质下、脾、胃、肝、肾 6 个穴位，对称性取双耳内侧穴，消毒耳廓，用镊子夹王不留行籽贴敷在耳穴上，指导患者每日自行按压 3~5 次，每次每穴 30~60 秒，3 天更换 1 次，双耳交替，3 天为 1 个疗程，连续 30 个疗程。配合中药口服，处方：柴胡 12g，生白芍 15g，茯苓 10g，当归 12g，牡丹皮 10g，川芎 12g，焦栀子 10g，牛蒡子 10g。

【适应证】甲状腺功能亢进症各种证型。

【注意事项】贴穴过程中观察患者耳朵皮肤有无瘙痒情况。

【出处】《山东中医药大学学报》2015，39（4）：334–336.

处方 184

①膻中，中脘，关元。②大椎，肾俞，命门。

【操作】两组穴位交替，轮流施灸，行隔附子饼艾炷灸，每次每穴 3 壮，每壮含纯艾绒 2g，隔天治疗 1 次。

【适应证】痰结血瘀型甲状腺功能亢进症。

【注意事项】注意两组穴位交替进行；注意观察患者局部皮肤情况，防止局部烫伤。

【出处】《辽宁中医药大学学报》2015，15（3）：16–17.

（二）挑筋割脂埋线法

处方 185

主穴：颈部肿块阿是穴，喉 2~ 喉 4，喉 6，喉 7（甲状软骨结节上的凹陷正中为起点，至胸骨柄上切迹正中上 1 寸处为止点，共 3 等分，每一等分点为一点，连同起止点共 4 点，从上而下命名为喉 1、喉 2、喉 3、喉 4。再在喉 1 旁开至人迎穴前为喉 5，再向下与喉 2、喉 3、喉 4 相平各定一点，为喉 6、喉 7、喉 8，左右相同），肝俞，鸠尾。配穴：心悸者加膻中、巨阙；消谷善饥者加中脘；突眼者加眼睑挑点（上睑 1 在上睑中部正对瞳孔，上睑 2 和上睑 3 分别是上睑 1 内、外侧约 3 分处，上睑 4 在上睑 1 与上睑 2 上方，适与这 2 点构成等边三角形，上睑 5 在上睑 1 与上睑 3 的上方，适与这 2 点构成等边三角形，下睑 1~5 挑点是上睑 1~5 挑点在下睑的水平对称点）。

【操作】患者仰卧，穴位常规消毒，以 2% 普鲁卡因在穴位皮下注射皮丘后，医者用已消毒之大号缝衣针，右手持针，横刺表皮，翘高针尖，提高针体做左右摇摆动作，把挑起的表皮拉断，再挑出一些稍具黏性的皮下纤维，直至针孔周围的纤维挑完为止，挑毕，创口涂上红汞，外贴无菌小纱垫。

【适应证】甲状腺功能亢进症各种证型。

【注意事项】注意严格无菌规范操作。

【出处】《中国针灸》2016，12（1）：28-29.

综合评按：早在公元前3世纪，我国已有关于瘿病的记载。战国时期的《庄子德充符》即有"瘿"的病名。《备急千金要方》及《外台秘要》记载了数十个治疗瘿病的方剂。《三因极一病证方论·瘿瘤证治》提出瘿病可分为石瘿、肉瘿、筋瘿、血瘿、气瘿。中医外治法具有方法简便、副作用小、疗效直接等特点，患者乐于接受。瘿病主要病机为气滞、痰凝、血瘀壅结颈前，治疗当以理气化痰、消瘿散结为基本原则。中医外治疗法治疗瘿病，方法众多，内容丰富，临证时，据病情需要可一种方法独用，亦可多种方法合用，必要时可采用中药肌内或静脉给药，或中西医结合治疗，不可延误病机。同时在中医外治的基础上，患者应做到重视精神与饮食的调摄。在容易发生缺碘性甲状腺肿的地区，可经常食用海带或食用加碘食盐。患者应保持精神愉快，防治情志内伤。在病程中，要密切观察瘿肿的形态、大小、质地软硬及活动度等方面的变化，如瘿肿经治不消，或增大变硬，应高度重视，防止恶变。

第十五节　甲状腺结节

甲状腺结节是指甲状腺细胞在局部异常生长所引起的散在病变，是内分泌系统的多发病和常见病。大多数患者没有临床症状，部分患者出现声音嘶哑、压气感、呼吸或吞咽困难等压迫症状。一般人群中，触诊获得的患病率为3%~7%，高分辨率B超检查获得的患病率为20%~76%。其中纯囊性结节（多个小囊泡占据50%以上结节体积，呈海绵状改变的结节）、"热结节"绝大部分为良性。直径>1cm的结节0~3%为良性。甲状腺结节广义上包括结节性甲状腺肿大、甲状腺腺瘤、甲状腺囊肿等，属于中医"瘿病"的范畴。

1. 辨证诊断

中医对"瘿"的认识源远流长。早在公元前3世纪的战国时期，就有关于"瘿病"的记载。如《吕氏春秋》曰："轻水所，多秃与瘿人。"隋朝巢元方在《诸病源候论》中明确提出瘿病的病因与水土、情志有关，如："瘿者，由忧恚气结所生，亦曰饮沙水，沙随气入于脉，搏颈下而成之"。古人云："瘿，婴也，在颈婴喉也。""瘿"有缠绕之意，是指颈前喉结两侧肿大的一类疾病，其特点是发于甲状腺部，或为漫肿，或为结块，或有灼痛，多数皮色不变。良性肿物大多可随吞咽动作上下移动，或伴有烦热、心悸、多汗，及月经不调，甚至闭经等症状。结合历代医家的论点，可知本病的主要病因当责之于饮食水土失宜、情志不舒、禀赋遗传，其病机为肝郁气滞，脾失健运，痰湿内生，气血瘀滞。随着现代社会的进步，人们生活工作的节奏越来越快，持续的生活压力、透支引起体内环境紊乱，免疫平衡失调，脾胃失于健运，肝气郁滞，气机失常，气不布津，痰凝壅结，气不运血，瘀血阻滞，痰瘀凝结，日久化火伤阴，形成气滞、血瘀、痰浊等病理产物，结于颈前形成结节。故其根本病机是肝郁气滞、痰瘀凝结。气、血、痰是本病发病和治疗的关键环节。

西医学认为，该病多由甲状腺良性腺瘤，甲状腺、甲状旁腺和甲状腺舌管囊肿，多结节性甲状腺肿的突出部分，单叶甲状腺发育不全导致对侧叶增生，局灶性甲状腺炎，手术或治疗后甲状腺残余组织的瘢痕和增生等引起。甲状腺结节男女之比约为 1.0∶2.8，结节性甲状腺肿男女之比为 1.00∶4.95，甲状腺腺瘤男女之比为 1.00∶2.79，甲状腺癌男女之比为 1.0∶32.0。患者自觉症状较少，一般仅有颈前不适感觉，检查时可发现甲状腺肿大，触诊时可扪及大小不等的多个结节，结节多为中等硬度，少数患者仅能扪及单个结节，结节可随吞咽动作上下移动。甲状腺结节的病因复杂，目前认为与接触放射线、自身免疫、遗传及摄碘有关。

2. 中医分型

辨证论治是中医临床特色和疗效关键所在，正如《外科正宗》所云："夫人生瘿瘤之证，非阴阳正气结肿，乃五脏瘀血、浊气、痰滞而成。"认为瘿瘤主要由气、痰、瘀壅结而成。采用的治则通常是行散气血、行痰顺气、活血散坚。根据瘿病的临床表现和体征，参考舌象、脉象，中医辨证常从以下四型辨治：①气郁痰阻型，用四海舒郁丸加减（《疡医大全》）。②痰结血瘀型，用海藻玉壶汤加减（《医宗金鉴》）。③肝火旺盛型，用栀子清肝汤（《外科正宗》）和消瘰丸（《证治准绳·疡医》）加减。④心肝阴虚型，用天王补心丹加减（《校注妇人良方》）。林兰教授在学术界造诣颇深，对甲状腺结节的认识和治疗也提出了自己的新见解，创造性地提出了"平结、阳结、阴结"的三结辨证论治理论，在临床诊疗中获得了良好的效果，值得推崇。仇莲胤通过对甲状腺结节患者进行问卷调查，结合文献调研，提取证候要素进行分析，形成甲状腺结节的辨证分型模型。其还通过咨询该领域专家，建立了甲状腺结节的临床辨证分型标准，其临床基本证候包括肝郁痰凝证、脾肾阳虚证、痰瘀互结证和阴虚内热证。

一、药物外治法

（一）外敷疗法

处方 186

外用消瘰贴：三棱，浙贝母，夏枯草，昆布，青皮，枳实，红花，川芎。

【用法】上述诸药研末打粉后用蜂蜜或凡士林调匀，局部外敷，透皮直达患处。

【适应证】气郁痰阻型甲状腺结节。

【注意事项】皮肤局部破溃者禁用。

【出处】《中国当代医药》2017，24（04）：156–158.

处方 187

玄明粉。

【用法】取适量玄明粉装入纱布袋，约成1cm厚，于晚间睡前敷于患处，以清水喷洒湿润纱布袋表面，上盖同样尺寸薄膜，用胶布固定于皮肤，并加以热敷，留置过夜，晨起去药。

【适应证】甲状腺结节各种证型。

【注意事项】皮肤局部破溃者禁用。

【出处】《陕西中医》2015，36（11）：14961–497.

处方 188

消瘰膏：生半夏，黄药子，乳香。

【用法】消瘿膏外敷。

【适应证】痰结血瘀型甲状腺结节。

【注意事项】皮肤局部破溃者禁用。

【出处】《中医杂志》2014，34（3）：153-155.

处方 189

五倍子。

【用法】五倍子炒黄冷却后研末，晚上睡觉前用米醋调成膏状敷于患处，次晨洗去，7 次为 1 个疗程。

【适应证】肝火旺盛型或心肝阴虚型甲状腺结节。

【注意事项】皮肤局部破溃者禁用。

【出处】《时珍国医国药》2014，12（8）：72-73.

处方 190

软坚消结散：急性子 30g，山慈菇 20g，鲜鲫鱼 3 条，食醋适量。

【用法】将药研末，鲜鲫鱼与药粉共捣成泥，加食醋调为糊状，敷于患处，外用纱布包扎固定。中药外敷法可单独使用，也可配合口服中药疗法联合治疗。

【适应证】痰结血瘀型甲状腺良性肿块。

【注意事项】局部皮肤感染、破溃者禁用。

【出处】《云南中医杂志》2013，2：5-6.

二、非药物外治法

（一）针刺疗法

处方 191

近端取天柱、大杼，远端取曲骨、内关，

【操作】患者取坐位，天柱、曲骨、内关宜直刺 1~1.5 寸；大杼宜斜刺，不宜过深。

【适应证】气郁痰阻型甲状腺结节。

【注意事项】针刺可使大多数患者局部升温 0.2~1.7℃，温度升高能改善血液循环和局部代谢，有助于结节的消散。

【出处】《针灸》2015，5：57-58.

处方 192

阿是穴，合谷穴。心悸、手颤配内关、足三里；呼吸不利配天突；性情急躁配太冲。

【操作】针刺阿是穴时，局部取穴，围刺 6~8 针，然后于结节中央刺 1 针，加强局部刺激，改善局部血运。

【适应证】气郁痰阻型甲状腺结节。

【注意事项】针刺时密切观察患者，防止部分患者晕针。

【出处】《针灸》2015，5：56-57.

（二）耳穴压豆法

处方 193

耳穴：内分泌，颈，肝，脾，心。

【操作】用中药王不留行籽敷贴于内分泌、颈、肝、脾、心反应点。用手指轻压 1~2 分钟。一般留压 3 天，每天由患者上、下午自行轻压 1 次，每次 1 分钟。该方法疗程较长，3 个月为 1 个疗程。

【适应证】痰结血瘀型甲状腺结节。

【注意事项】外耳湿疹、溃疡、冻疮溃破等情况不宜用；妇女怀孕期间须慎用。

【出处】《中国医学工程》2016，20（11）：33-34.

综合评按： 目前，西医治疗甲状腺结节的方法主要有左甲状腺素药物抑制治疗、酒精介入治疗、放射性 ^{131}I 治疗、传统手术治疗、激光凝固与高频聚焦超声治疗，虽取得一定疗效，但尚存在许多不足之处。药物抑制治疗疗效不确切，且低 TSH 水平可使 60 岁以上老年人病死率增加；酒精介入治疗适用范围小，易引起甲状腺周围组织粘连；放射性 ^{131}I 治疗易导致永久性甲减而须终生服药；手术治疗后结节再发率为 18%~30%；激光凝固与高频聚焦超声治疗为新兴疗法，其有效性和安全性尚缺乏足够的临床研究资料。相比之下，中医治疗甲状腺结节的优势日益凸显，其手段多样，疗效好，副作用少，价格低廉，因此，越来越受到临床医生的重视和患者的青睐。

就目前中医疗法治疗甲状腺结节的临床研究现状，笔者认为：第一，内治法已为多数医家所掌握，能够熟练进行辨证施治、方药加减运用，取得了较为满意的临床疗效。美中不足的是煎煮耗时、口感差，给患者的生活带来不便，依从性有所降低。益气安神方冲剂和夏枯草膏的应用启示我们，其他剂型的研制（如散剂、丸剂、酒剂、丹剂、茶剂、片剂、糖浆剂、口服液等）可以成为今后研究的方向，具有广阔的前景，将会为患者带来更多的便利，为社会带来良好的经济效益。第二，中药外敷疗法也具有较好的临床疗效，但目前文献中多采用前后对照的研究方法，缺乏与其他疗法的随机对照研究，不能有力地证明该疗法的优势所在。中药外敷疗法减少了患者服药的痛苦，一旦明确其疗效与口服中药相当或更佳，必将成为更多医生和患者的选择。第三，中医中的穴位是历代医家智慧的结晶，是中医走出国门、走向世界的先锋，具有重要的地位，针刺、耳穴和穴位注射疗法特色鲜明，应该引起临床医生的重视，深入研究并将其推广应用。第四，中药离子导入疗法是较为先进的中医疗法，临床疗效有待进一步证实，因中药的煎煮、萃取制剂要求较高，还需中药离子导入仪，目前仅适合部分有条件的医院开展使用。

综上所述，中医疗法治疗甲状腺结节的内治法理论较为完善，应用最为广泛，临床疗效确切；外治法在临床应用相对较少，需进行更多的试验研究。如上所述，在甲状腺结节的治疗上，中医较西医更具优势，各种疗法都有进一步研究的空间和价值。作为一位临床医生，应掌握多种疗法，根据不同的患者选用不同的治疗手段，恰到好处的多种疗法的配合必将取得更加满意的临床疗效。

第十六节　甲状腺相关性眼病

甲状腺相关性眼病的病理基础是大量的脂肪和细胞外基质堆积于眶周间隙内，使眼眶内结缔组织的结构发生改变，最终导致眼球突出、眼球运动障碍、视神经功能受损以及眼睑改变等，同时大量的炎性因子也使眼动脉、视网膜中央动脉血流速度增大。其主要发生机制尚不明确，有研究认为，眼眶成纤维细胞在改变甲状腺相关性眼病的炎症反应和免疫应答中起着关键作用，是其发病机制中的关键靶细胞和效应细胞。另外，遗传与基因调控，以及环境因素如吸烟、接受放射性碘治疗等也在甲状腺相关性眼病的发生中起到作用。肿瘤坏死因子 α 参与其全身性免疫应答和炎症反应，与疾病活动度密切相关。西医治疗具有一定的效果，但不良反应较多，容易复发。中医学在治疗甲状腺相关性眼病方面采取针刺放血、局部熏蒸等方法，在临床上取得了良好的效果。

甲状腺相关性眼病也称为 Graves 眼病，是以内分泌和眼眶病理为主要表现的器官特异性自身免疫疾病。中医学称其为"目突出眶""神目自胀""状如鱼胞""鹘眼凝睛"等，认为目为肝之窍，突眼与肝密切相关，肝喜条达而恶抑郁，肝气郁结，肝郁乘脾，脾失健运，水湿潴留，凝聚为痰，痰凝日久生瘀，故湿、痰、瘀积聚于目窠，导致双眼突出。其病理产物主要是痰、湿、瘀，病理特点为本虚标实，虚实夹杂。

1. 中医诊断标准

（1）瘿病诊断确立。

（2）突眼，突眼度＞18mm。

（3）常有畏光流泪、眼部胀痛、复视、斜视，视力下降。

（4）常见眼睑肿胀，结膜充血水肿，眼球活动受限甚至固定，眼睑闭合不全，角膜溃疡，眼球炎甚至失明。

2. 西医诊断标准

（1）Graves 病或慢性淋巴细胞性甲状腺炎诊断确立。

（2）突眼，眼部表现分级达 ATA 分级标准 4 级（含 4 级）以上。

（3）常有畏光流泪、眼部胀痛、复视、斜视、视力下降等症状。

（4）常见眼睑肿胀、结膜充血水肿、眼球活动受限甚至固定、眼睑闭合不全、角膜溃疡、眼炎甚至失明等体征。

（5）必要时做眼 CT 检查。

3. 中医分型

（1）肝气郁结证：双眼突出，胸闷，颈前肿大，质软不痛，胸胁窜痛，病情常随情志波动。舌质淡红，苔薄白，脉弦数。

（2）肝火旺盛证：双眼突出，烦热汗出，消谷善饥，面部烘热，颈前包块，手指震颤，眼球突出，口苦咽干，大便秘结，头晕目眩，心悸胸闷，失眠。舌红，苔黄，脉弦数。

（3）风阳内动证：双眼突出，畏光流泪，眼胀涩，眼球运动障碍，颈前包块，头晕头胀，头部、肢体颤抖。舌质红，舌苔黄，脉弦或数。

（4）气阴两虚证：双眼突出，畏光流泪，眼胀涩，眼球运动障碍，复视，颈前包块，头晕心慌，失眠多梦，体倦乏力，易汗出，腰膝酸软，耳鸣健忘。舌红苔少，脉细无力。

（5）痰结血瘀证：双眼突出，胀痛，颈前肿大，按之较硬或有结节，肿块经久不消，胸闷，纳呆。舌质暗或紫，苔薄白或白腻，脉弦。

（6）阳虚水泛证：双眼突出，畏光流泪，眼胀涩，眼球运动障碍，复视，颈前包块，面色㿠白，形寒肢冷，浮肿，腰背冷痛，精神不振。舌胖嫩有齿痕，质暗或红，苔白滑或腻，脉沉细。

一、药物外治法

（一）外敷疗法

处方 194

五味消毒饮加减：郁金 15g，土鳖虫 10g，穿破石 15g，地龙 10g，皂刺 10g，蒲公英 15g，山慈菇 15g，白芷 10g，野菊花 10g，金银花 30g，川贝母 10g，乳香 10g，没药 10g。

【用法】上药与凡士林制成膏状保存，每次取 5~10g 平铺于纱布内，贴敷于眼部。

【适应证】甲状腺相关性眼病属热盛兼血瘀为主者。

【注意事项】局部皮肤溃破者禁用。

【出处】《护理研究》2018，32（6）：986-988.

（二）中药眼部雾化法

处方 195

消瘿明目方：蒲公英，决明子，菊花，夏枯草。

【用法】用消瘿明目方，上 4 味药各 20g，煎煮去滓，留取药液 100~150ml，每次用 50ml，用面罩或喷雾器局部雾化 30 分钟，每天上、下午各 1 次。

【适应证】肝火旺盛型甲状腺相关性眼病。

【注意事项】雾化时注意局部温度调节。

【出处】《辽宁中医杂志》2016，43（9）：1888-1889.

二、非药物外治法

（一）针刺疗法

处方 196

风池，瞳子髎，攒竹，丝竹空，阳白，四白，合谷，三阴交，足三里，肝俞。

【操作】风池穴作导气法诱导针感传至眶区；瞳子髎、攒竹、丝竹空、四白不行手法；合谷、三阴交、足三里穴作提插捻转平补平泻手法。留针 30 分钟，隔日 1 次，连续针刺 1 个月为 1 个疗程。可以治疗 2~3 个疗程。

【适应证】甲状腺相关性眼病眼部胀痛突出者。

【注意事项】人体某些部位，如眼部、项部、胸背部、胁肋部的穴位，应掌握好方向、角度，不宜过深。

【出处】《按摩与康复医学》2018，9（8）：36-37.

（二）放血疗法

处方 197

局部选取攒竹、晴明、承泣、鱼腰等近部穴位为主穴来改善眼部周围血液循环。肝火旺盛者可选用合谷、太冲、行间泻火解毒；脾虚痰阻证选用足三里、丰隆、曲池健脾祛痰；阴虚火旺证选用三阴交、血海来滋阴降火，养血和营。

【操作】治疗时患者取坐位，予以针刺相应穴位并行耳尖放血治疗。

【适应证】相应证型的甲状腺相关性眼病。

【注意事项】女性月经期，出血性疾病患者，如白血病或血友病、重度贫血者禁用。

【出处】《中国中医眼科杂志》2015，25（5）：371-373.

（三）耳穴压豆法

处方 198

耳穴：神门，肝，肾，心，内分泌。

【操作】埋王不留行籽于神门、肝、肾、心、内分泌等耳穴，用拇指按压至产生酸痛感即可。嘱患者每日按压数次，每次贴压一侧耳穴，3 日后交替，1 个月为 1 个疗程。可隔月 1 次，反复 3~5 个疗程。

【适应证】各种证型的甲状腺相关性眼病。

【注意事项】佩戴有色眼镜，以防强光刺激以及灰尘和异物的伤害。

【出处】《中国中医眼科杂志》2016，26（3）：171-174.

（四）刮痧疗法

处方 199

督脉和足太阳膀胱经。

【操作】在督脉和足太阳膀胱经使用局部刮痧疗法，并联合针刺放血。

【适应证】各种证型的甲状腺相关性眼病。

【注意事项】在日常护理中要加强对患者的心理疏导，使其保持乐观情绪，纠正其不良生活习惯，从而巩固疗效，促进康复。

【出处】《实用临床护理学电子杂志》2017，2（31）：70-73.

综合评按：现在认为，甲状腺相关性眼病是一种与内分泌相关的自身免疫性疾病，占成人眼眶病变的首位。西医在早期通过使用控制甲亢的药物、糖皮质激素抑制炎症反应，用脱水剂减轻眶内水肿等来减轻症状。近年来也发现一些新型免疫抑制剂如 B 淋巴细胞单克隆抗体、99Tc- 亚甲基二膦酸盐、细胞因子调节剂以及 PPAR 阻断剂能治疗甲状腺相关性突眼，人单克隆抗体抗 IgF-1R 静脉冲击治疗能明显减轻眼球突出度，严重者采取眼眶减压术、眼外肌手术等来减轻疾病对视功能和生活质量的影响。但是不管是药物还是手术治疗对于患者来说都会带来副作用和重大的经济负担。中医药在辨证论治的基础上，可针对不同的证型，分期做出药物的调整，同时配合针刺、放血、中药外敷等方法能缓解眼部症状，减少西医治疗的副作用，并防止疾病复发。但是目前中医药对于甲状腺相关性突眼的辨证分型、分期、疗效评价还未做出统一标准，另外中药组方治疗甲状腺相关性眼病的作用机制还处于探讨的过程中，相关的动物实验研究以及血液数据分析还存在不足之处，这些都需要进一步的研究。

第十七节 肥胖

肥胖，中医学认为是以形体发胖超乎常人，并伴困倦乏力等主要表现的形体疾病。肥胖是由于元气不足，饮食不节，过食膏粱厚味、生冷辛辣，致使脾胃虚弱，运化失常，蕴生痰湿；或情志失调，肝郁犯脾，脾失健运，水谷精微不能正常化生，郁久为痰湿；或阳虚气化失司，气血运行不力，导致血瘀阻滞，痰、湿、瘀交阻而致病。

西医认为肥胖是一种由多种因素引起的慢性代谢性疾病，以体内脂肪细胞的体积和细胞数增加、体脂占体重的百分比异常增高、某些局部过多沉积脂肪为特点。单纯性肥胖患者全身脂肪分布比较均匀，没有内分泌紊乱现象，也无代谢障碍性疾病，其家族往往有肥胖病史。

1. 临床诊断

①从病史、体检和实验室检查可除外症状性肥胖（继发性肥胖）。②体

重超过标准体重的 20% 以上，脂肪百分率超过 30% 者。成人标准体重统一采用：（身高 –100）×0.9= 标准体重的公式。儿童标准体重采用年龄 ×2+8 的公式。

2. 中医证型

（1）脾虚湿阻证：肥胖，浮肿，疲乏无力，肢体困重，尿少纳差，腹满，脉沉细，舌质淡红，舌苔薄腻。

（2）胃热湿阻证：肥胖，头胀头晕，消谷善饥，困楚怠惰，口渴喜饮，脉滑小数，舌质红，舌苔腻微黄。

（3）肝郁气滞证：肥胖，胸胁苦满，胃脘痞满，月经不调，闭经，失眠，多梦，舌质暗红，脉弦细。

（4）脾肾两虚证：肥胖，疲乏无力，腰酸腿软，阳痿，阴寒，舌质淡红，舌苔薄，脉沉细无力。

（5）阴虚内热证：肥胖，头昏眼花，头胀头痛，腰膝酸软，五心烦热，低热，舌尖红，苔薄，脉数而弦。

一、药物外治法

（一）穴位敷贴法

🥄 处方 200

制南星，三棱，莪术，大黄，冰片。

【用法】上述药物研成粉末，按 3∶3∶3∶3∶1 比例混合均匀，加甘油调成膏状，制成大小约 1.5cm×1.5cm、厚度约 0.3cm 的药贴，贴于中脘、关元、气海、天枢、水道、大横，用胶布固定，保留 6~8 小时后由患者自行取下。每日 1 次。

【适应证】各种证型肥胖者。

【注意事项】患者贴敷当天不宜游泳和洗冷水浴，可以温水洗澡；贴药当天应忌食生冷食物及海鲜、烧鸭、牛肉、蘑菇等发物；治疗期间饮食应以温、软、淡、素、鲜为宜，戒烟、酒、浓茶、咖啡。

【出处】倪青 .《内分泌诊疗全书》中国中医药出版社 .

处方 201

吴茱萸 6g，泽泻 12g，陈皮 6g，法半夏 12g，生大黄 6g，鸡内金 10g，山楂 10g，木香 6g，三七 3g，血竭 10g，莪术 10g。

【用法】上述药物研成粉末，取适量混合均匀，加甘油调成膏状，制成大小约 1.5cm×1.5cm、厚度约 0.3cm 的药贴，贴于中脘、神阙、关元，每次取 2 穴，12~24 小时后更换，连续治疗 30 天。

【适应证】各种证型肥胖者。

【注意事项】患者贴敷当天不宜游泳和洗冷水浴，可以温水洗澡；贴药当天应忌食生冷食物及海鲜、烧鸭、牛肉、蘑菇等发物；治疗期间饮食应以温、软、淡、素、鲜为宜，戒烟、酒、浓茶、咖啡。

【出处】《上海针灸杂志》2015，11（34）：91.

（二）熏洗疗法

处方 202

冬瓜皮 500g，茯苓 300g，木瓜 100g。

【用法】将上药水煎后去渣，将煎取液倒入浴水中沐浴，每日 1 次，20~30 天为 1 个疗程。此法尤宜夏季使用，冬瓜皮取鲜品则效尤佳。

【适应证】脾虚湿阻型肥胖者。

【注意事项】皮肤破溃和对药物过敏者禁用；精神功能障碍者、病重及体质虚弱者禁用。

【出处】倪青.《内分泌诊疗全书》中国中医药出版社.

二、非药物外治法

（一）针刺疗法

处方 203

关元，三阴交，天枢，中脘，大横。脾虚湿滞者加内关、水分、丰隆、列缺、阴陵泉；肠胃实热者加内庭、曲池、阳池、支沟、上巨虚；肝郁气滞者加太冲、公孙、期门、支沟；湿热内盛者加曲池、支沟、四满、内庭、腹结；脾肾阳虚者加太白、命门。

【操作】均采用仰卧位，选准穴位后常规消毒，快速进针，提插捻转得气后留针半小时，隔日 1 次，10 次为 1 个疗程。

【适应证】各种证型肥胖者。

【注意事项】进针须掌握深度和角度，防止误伤脏器；有皮肤病或体质虚弱者禁用；哺乳期、经期或妊娠期妇女禁用；血小板减少或凝血时间延长等血液病患者禁用；精神障碍或未按医嘱治疗，无法对疗效进行判定者禁用。

【出处】倪青.《内分泌诊疗全书》中国中医药出版社.

处方 204

主穴：中脘，下脘，水分，天枢，大横，髀关，足三里。配穴：痰湿内盛加丰隆、阴陵泉、三阴交；胃肠实热加内庭、合谷、下巨虚；气滞血瘀加血海、太冲、膈俞。

【操作】令患者仰卧，局部皮肤常规消毒，根据针刺部位厚薄，用 1.5~3 寸一次性无菌针灸针针刺，提插捻转取得针感后于天枢、大横、髀关三对穴位加电针，波型选择连续波，强度以患者能耐受为度，其余穴位行毫针针刺法，留针 30 分钟，每日 1 次，15 天为 1 个疗程，连续观察 3 个疗程，疗程之间休息 2 天。

【适应证】单纯性肥胖。

【注意事项】严格无菌操作，防止感染；治疗期间清淡饮食，合理锻炼。

【出处】《世界中西医结合杂志》2014，9（1）：74-75.

（二）穴位埋线

处方 205

中脘，单侧天枢、大横、阴陵泉、带脉、丰隆，下次取对侧穴位。

【操作】将 2-0 号医用羊肠线剪成长 1cm 的线段若干，浸泡在 75% 乙醇内备用。采用一次性无菌注射针头（9 号）作为套管针的前端，后接自制钝性不锈钢针芯，用一手拇指和食指固定进针穴位，适当施行手法，提插捻转得气后，缓慢边推针芯，边推针管，将可吸收性羊肠线埋植在穴位中。

出针后，用无菌干棉签按压针孔止血。埋线 1 周 1 次，4 次为 1 个疗程。

【适应证】脾虚痰湿型腹型肥胖。

【注意事项】严格无菌操作，防止感染。

【出处】《北京中医药》2016，35(3)：207–210.

（三）推拿疗法

处方 206

捏脊。

【操作】患者取仰卧位，要求背部肌肉放松，治疗者站于侧方，用两手拇指桡侧面顶住脊柱两侧皮肤，食、中指前按，与拇指相对用力，轻轻捏起皮肤，随捏随提，双手交替捻动并逐渐由下向上移动，自骶骨起沿脊柱向上至颈部提捏 1 次为一遍，每次操作 5 遍，每周 3 次，8 周为 1 个疗程。

【适应证】各种证型的肥胖。

【注意事项】本疗法一般在空腹时进行，饭后不宜立即捏拿，需休息 2 小时后再进行。施术时室内温度要适中，手法宜轻柔。

【出处】倪青.《内分泌诊疗全书》中国中医药出版社.

（四）刮痧疗法

处方 207

天枢，大横，梁丘，足三里，丰隆。

【操作】患者站立，医生手持刮痧板按照从上到下、从内到外的顺序，力度以患者耐受为度，每个部位刮拭 30~40 下，每次总的操作时间为 30 分钟。每周 2 次，持续 5 周。

【适应证】各种证型肥胖者。

【注意事项】妇女经期禁止刮痧。

【出处】《山东中医杂志》2015，34（2）：113–114.

（五）温针法

处方 208

仰卧位取天枢、中脘、中极、太渊、太白、太溪、丰隆等穴。俯卧位取肺俞、脾俞、肾俞、承扶、委中、昆仑等穴。

【操作】治疗首日引导患取仰卧位，分别对天枢、中脘、中极、太渊、太白、太溪、丰隆等穴位进行消毒，采用 0.3mm×50mm 毫针进行针刺，进针后采用泻法，以患者感受到适当酸麻感为宜，得气后在针柄处放置 2cm 长的艾炷进行温针灸，留针 30 分钟，10 分钟行针 1 次。治疗次日引导患者取俯卧位，对肺俞、脾俞、肾俞、承扶、委中、昆仑等穴位进行消毒，具体温针灸方法与仰卧位相同。后续治疗仰卧位、俯卧位交替使用，持续治疗 90 天。

【适应证】脾虚湿阻型肥胖者。

【注意事项】妊娠或哺乳期女性禁用。

【出处】《中国民间疗法》2019，7（27）：4.

综合评按：随着人们生活水平的提高和出行方式的改变，肥胖患者的数量呈井喷式增加，并且愈加年轻化。严重肥胖将会导致一系列的健康问题。由于肥胖对循环系统、呼吸系统、内分泌系统和生殖系统等人体多个系统会造成严重危害，并且影响身体的美感，减肥人数众多。中医学对此病早有认识。如《素问·通评虚实论篇》云："肥贵人，则高粱之疾也。"《灵枢·逆顺肥瘦》云："年质壮大，血气充盈，肤革坚固……此肥人也……其为人也，贪于取与。"《肥纂》则指出："谷气胜元气，人脂而不寿；元气胜谷气，其人瘦而寿。"中医认为，肥胖是由于饮食不节、七情内伤、久卧久坐、先天禀赋、体质差异、年老体衰等导致肺、脾、肝、胆、肾功能失调，水谷精微不能正常化生，水液代谢异常，从而致使膏脂水湿痰瘀积于体内，发于肌肤腠理，而为肥胖。中医外治肥胖，具有方法简便、取效迅速、无明显毒副作用等特点。中药外治主要在于通调水道，使水液得以正常运化。针刺、耳针、电针、穴位埋线等方法使气机通调，水道通调，水液得以运化。据相关报道，针灸法治疗脾虚湿盛型肥胖 44 例，总有效率为 81.8%，其中痊愈 14 例（31.8%），显效 7 例（15.9%），有效 15 例（34.1%），无效 8 例（18.2%）。穴位埋线法治疗肝郁气滞型肥胖症 30 例，其中显效 19 例，有效 9 例，无效 2 例。电针法治疗脾肾两虚型肥胖症 89 例，显效 56 例，有效 14 例，无效 19 例。穴位贴敷法治疗阴虚内热型肥胖症 32 例，临床痊愈 9 例，显效 15 例，有效 5 例，无效 3 例。推拿法总有效率为 88.89%。中医外治疗法治疗肥胖，方法众多，内容丰富，若应用得当，确可起到一定的治疗作用。临证时，据病情需要可一种方法独用，亦可多种方法合用，必要时可采用中药肌内或静脉给药，或中西医结合治疗，不可延误病机。需要注意的是，须根据患者的舌脉来进行辨证施治，对证择法，依法选方，施以正确的治疗。另外，患者需要注意本病系一慢性病，治疗须长期坚持，在外治的同时，应控制饮食，加强锻炼，方可收效。

第十八节　痛风

"痛风"在中医古籍中曾有相同病名的记载，如《格致余论》《张氏医通》中都有"痛风"一病，由于患者常以关节疼痛就诊，所以中医将其归入"痹证"范围，其中又包括了中医的"痛风""白虎历节""脚气""石淋""关格"等的症状。饮食不节、情志劳倦内伤是引发痛风的首要原因，但体质、遗传因素亦对痛风的发病有重要意义。痛风病日久，可出现脏腑功能失调，其中以脾肾二脏清浊代谢紊乱尤为突出。中医古籍所论痛风与西医学所讲的与血尿酸过高有关的痛风，非属一病。西医学痛风是一组嘌呤代谢紊乱所致的慢性疾病，临床特点是体内尿酸产生过多或肾脏排泄尿酸减少，引起血中尿酸升高，形成高尿酸血症以及反复发作的痛风性关节炎、尿酸结晶盐沉积（痛风石）、痛风性慢性关节炎和关节畸形等。

1. 临床诊断

中老年男性肥胖者，突然反复发作的单个跖趾、跗跖、踝等关节红肿剧痛，可自行缓解及间歇期无症状者，应首先考虑到痛风性关节炎。同时合并高尿酸血症及对秋水仙碱治疗有效者可诊断为痛风。滑液或滑膜活检发现尿酸盐结晶即可确诊。

2. 中医分型

急性期

（1）寒湿痹阻证：肢体关节疼痛剧烈，红肿不甚，得热则减，关节屈伸不利，局部有冷感，舌淡红，苔白，脉弦紧。

（2）湿热痹阻证：关节红肿热痛，肿胀疼痛剧烈，筋脉拘急，手不可近，更难下床活动，日轻夜重，舌红苔黄，脉滑数。

（3）痰（湿）阻血瘀证：痛风历时较长，反复发作，骨节僵硬变形，关节附近呈暗红色，疼痛剧烈，痛有定处，舌暗有瘀斑，脉细涩。

（4）肝郁乘脾证：头眩，胸闷憋气，烦躁易怒，脘腹胀满，肢节酸楚、肿胀，结节，下肢沉重，精神紧张加重，舌红苔薄，脉弦数。

（5）脾虚湿阻证：关节酸楚沉重，疼痛部位不移，关节畸形、僵硬，有痛风石，自觉气短，纳呆不饥，舌淡红，苔白腻，脉濡而小数。

（6）肝肾亏虚证：痛风日久，关节肿胀畸形，不可屈伸，重着疼痛，腰膝酸软，肢体活动不便，遇劳、遇冷加重，时有低热，畏寒喜暖，舌淡，苔薄白，脉沉细数或沉细无力。

迁延活动期

（1）湿痹稽留证：急性期不愈，湿热流注，关节痹阻，红肿胀痛，痛风石、尿结石生成。

（2）脾胃虚弱证：脾虚运化湿浊功能减弱，代谢产物蓄积不化，湿浊流注关节郁久化瘀，湿瘀相合是痛风高尿酸血症的病理基础，所以，尿酸高而不降，有痛风石，关节肿胀活动不利。

（3）瘀血证：病久迁延，关节畸形僵硬，有痛风石。

间歇期

（1）脾虚湿滞证：症状缓解，但血尿酸仍明显高于正常值，此时仍要继续治疗。

（2）正虚邪恋证：关节炎症和体征已经消失，血尿酸仍增高，神疲乏力，反复感冒，舌淡苔白，脉细弱或濡弱。

（3）脾肾不足证：痛风诸症缓解，但仍腰酸膝冷，畏寒水肿。

一、药物外治法

（一）外敷疗法

🥣 处方 209

金黄散：黄柏、姜黄、白芷、大黄各 250g，天花粉 500g，制南星、炒苍术、姜厚朴、陈皮、甘草各 100g。

【用法】上述药物共研细末混匀。每次 20g，用热水调糊局部外敷患处 12~24 小时，每日 1 次，3~7 日为 1 个疗程。

【适应证】痛风急性期各证型。

【注意事项】孕妇及哺乳期妇女禁用；皮肤溃烂者、过敏者禁用。

【出处】倪青.《内分泌诊疗全书》中国中医药出版社.

处方 210

如意金黄散，蜂蜜，醋。

【用法】以 1：1：2 的比例将蜂蜜、醋以及金黄散调制成糊状，密封后放入冰箱冷藏，待其温度降至 4℃时进行冷敷，选择阳陵泉、阿是穴以及足三里穴，膝关节疼痛者辅以梁丘和膝眼穴，腕关节疼痛者辅以阳池和外关穴，肘关节疼痛者辅以尺泽和曲池穴。每天 1 次，治疗 10 天。

【适应证】痛风急性期各证型。

【注意事项】孕妇及哺乳期妇女禁用；皮肤溃烂者、过敏者禁用。

【出处】倪青.《内分泌诊疗全书》中国中医药出版社.

处方 211

当归散：防风、当归、藁本、独活、荆芥穗、牡荆叶各 30g。

【用法】上述药物共研细末混匀，每次 20g，用热水调糊局部外敷，每日 1 次，5~7 天为 1 个疗程。

【适应证】风湿兼血瘀型痛风。

【注意事项】孕妇及哺乳期妇女禁用；皮肤溃烂者、过敏者禁用。

【出处】倪青.《内分泌诊疗全书》中国中医药出版社.

处方 212

祛痹复元散：马钱子 1 份，白芥子 2.5 份，威灵仙 3 份，洋金花 3 份，生南星 2 份，生川芎 2 份，生草乌 2 份，白芷 2 份，红花 2 份，五加皮 2 份，透骨草 2 份，麻黄 2 份，老鹤草 2 份、寻骨风 2 份，生大黄 2 份，骨碎补 2 份，细辛 1.5 份。

【用法】上药粉碎，每袋 50g。用上述粉末适量加温水调糊外敷阿是穴。每天 1 次，5 次为 1 个疗程。

【适应证】急性痛风性关节炎。

【注意事项】孕妇及哺乳期妇女禁用；皮肤溃烂者、过敏者禁用。

【出处】《中国实用医药》2013，8（35）：126-127.

🥣 处方 213

痛风 1 号方：生川乌 150g，生草乌 150g，生南星 150g，生半夏 150g，川芎 150g，牛膝 200g，延胡索 150g，细辛 100g，冰片 100g。

【用法】上药研细末，酒醋调匀，外敷患处，2 天换药 1 次。

【适应证】风寒阻络型痛风。

【注意事项】孕妇及哺乳期妇女禁用；皮肤溃烂者、过敏者禁用。

【出处】《四川中医》2017，10（11）：11.

🥣 处方 214

痛风 2 号方：大黄 200g，黄柏 200g，黄藤 200g，栀子 200g，川芎 200g，红花 200g，延胡索 200g，通草 200g，冰片 50g。

【用法】上药研细末，用蜂蜜或蛋清调匀，外敷患处，1~3 天换药 1 次。

【适应证】湿热阻络型痛风。

【注意事项】孕妇及哺乳期妇女禁用；皮肤溃烂者、过敏者禁用。

【出处】《四川中医》2017，35（11）：11-12.

🥣 处方 215

双柏散：泽兰、薄荷、侧柏叶、大黄、黄柏。

【用法】药物比例为 1∶1∶2∶2∶1，打粉后用加水或（和）蜂蜜对其进行调制，直至成为膏体状。在病变部位敷上调制好的药物，并在其上用保鲜膜覆盖，同时用绷带包扎和固定好。每 4~6 小时更换 1 次，连续治疗 7 天。

【适应证】湿热蕴结型急性痛风性关节炎。

【注意事项】孕妇及哺乳期妇女禁用；皮肤溃烂者、过敏者禁用。

【出处】《中医药临床杂志》2018，30（9）：1699-1702.

🥣 处方 216

新加味双柏散：大黄，黄柏，薄荷，泽兰，透骨草，伸筋草，骨碎补，没药，威灵仙。

【用法】以上 10 味药按 2∶2∶1∶1∶1∶2∶1∶2∶1 比例混合，晒干后研磨成粉末放入锅内，加适量水煮沸后加入适量蜂蜜均匀搅拌，直至形成糊状药膏。将调制好的药物平摊在医用橡皮膏上，对患处进行外敷时，敷料覆盖范围至少超过患处 1.5cm。直接将敷料放置于患处，边缘用胶布固定。热敷时间每次控制在 3~5 小时。3 天为 1 个疗程。

【适应证】湿热蕴结型急性痛风性关节炎。

【注意事项】控制好温度，避免烫伤患者。

【出处】《中国民族民间医药》2015，24（13）：30-31.

处方 217

当归，红花，血竭，乳香，没药，水蛭，独活，细辛，松节，威灵仙，桃仁，冰片。

【用法】取上药适量，共研为细末，调黄酒或醋外敷患处，每日换 1 次，7 天为 1 个疗程。

【适应证】血瘀型痛风性关节炎。

【注意事项】应避开皮肤破损处。

【出处】《光明中医》2012，27（12）：2449-2450.

（二）熏洗疗法

处方 218

温通洗剂：生草乌、生川乌、生南星、生半夏、艾叶各 30g，生附子15g。

【用法】上述药加清水 2000ml，浸泡 1 小时后，以文火煎煮 45~60 分钟，取出药液，倒入盆中，熏洗患处（先熏后洗），每次熏洗 30 分钟。每日 1 剂，每剂可熏洗 2 次，7 日为 1 个疗程。

【适应证】寒湿痹阻型痛风性关节炎。

【注意事项】孕妇及哺乳期妇女禁用；皮肤溃烂者、过敏者禁用。

【出处】倪青.《内分泌诊疗全书》中国中医药出版社.

处方 219

蠲痹洗剂：泽兰叶 20g，片姜黄 20g，当归 15g，防风 15g，五倍子 15g，黄柏 15g，苦参 15g，土茯苓 15g，白鲜皮 15g，急性子 15g，透骨草 15g，蒲公英 15g，侧柏叶 15g。

【用法】水煎 40 分钟，滗出药液 800ml，于 35℃ 左右时洗疼痛关节，每次 1 小时，每日 3 次，12 天为 1 个疗程。

【适应证】迁延活动期各型痛风。

【注意事项】孕妇及哺乳期妇女禁用；皮肤溃烂者、过敏者禁用。

【出处】倪青 .《内分泌诊疗全书》中国中医药出版社 .

处方 220

五枝汤：桑枝、槐枝、椿枝、桃枝、柳枝各 30g。

【用法】以上药物以麻叶 1 把、水适量煎煮，去渣取汁，淋洗患处，不可见风。

【适应证】风湿痹阻型痛风。

【注意事项】孕妇及哺乳期妇女禁用；皮肤溃烂者、过敏者禁用。

【出处】倪青 .《内分泌诊疗全书》中国中医药出版社 .

二、非药物外治法

（一）针刺疗法

处方 221

足三里，阳陵泉，三阴交。寒凝重者加肾俞、关元；肝脾亏虚者加足三里、商丘；血瘀重者加膈俞、血海。

【操作】患者取坐位或俯伏坐位，穴位皮肤常规消毒。在上述穴位，取毫针直刺或斜刺进针，进针深度为 20~40mm。至所需深度后均行小幅度（幅度 5~7mm）、较快频率（100~150 次 / 分钟）提插捻转，使针刺得气，急性发作期用泻法，缓解期用平补平泻法。根据病情选 2~3 组穴位接 6805-1 型电针仪，选用脉冲连续波，频率为 3~5Hz，强度以能引起明显肌肉收缩而患者能忍受为度，在留针期间每隔 10 分钟适当增加刺激强度。留针 30 分钟，出针，压迫针孔以防出血。

【适应证】各种证型痛风。

【注意事项】皮肤状况差或体质虚弱者，哺乳期或妊娠期妇女，肝肾功能损伤者，血小板减少或凝血时间延长等血液病患者，精神障碍或未按医嘱治疗、无法对疗效进行判定者禁用。

【出处】倪青.《内分泌诊疗全书》中国中医药出版社.

（二）放血疗法

处方 222

阿是穴。

【操作】以 75% 乙醇消毒后，用一次性皮肤针叩刺阿是穴，局部出血以 3~5ml 为宜。治疗面保持清洁干爽。

【适应证】各种证型的痛风，尤适用于痛风急性发作期。

【注意事项】孕妇及哺乳期妇女禁用；皮肤溃烂者、过敏者禁用。

【出处】倪青.《内分泌诊疗全书》中国中医药出版社.

（三）针刀疗法

处方 223

【操作】常规消毒皮肤后，于受累关节最肿胀处及敏感痛点刺入，先行纵行切割，然后左右摇摆针尾，使局部尽可能分开，拔出针刀后立即应用真空拔罐抽吸，多可抽出暗红色瘀血，部分患者可拔出黄色油状物质，每 7 天为 1 个疗程，同时根据病情口服吲哚美辛及秋水仙碱。

【适应证】痛风急性期各证型。

【注意事项】严格无菌操作，防止感染。

【出处】倪青.《内分泌诊疗全书》中国中医药出版社.

综合评按： 中医学中亦有"痛风"病名，且历代医家有所论述。元代朱丹溪《格致余论》就曾列痛风专篇，云："痛风者，大率因血受热已自沸腾，其后或涉水，或立湿地……寒凉外搏，热血得寒，汗浊凝滞，所以作痛，夜则痛甚，行于阳也。"明代张景岳《景岳全书·脚气》中认为，外是阴寒水湿，今湿邪袭人皮肉筋脉；内由平素肥甘过度，湿壅下焦；寒与湿邪相结郁而化热，停留肌肤，病变部位红肿潮热，久则骨蚀。清代林佩琴《类证治裁》云："痛风，痛痹之一症也……初因风寒湿郁痹阴分，久则化热致痛，至夜更剧。"同时西医学所讲的痛风还相当于中医的"痛痹""历节""脚气"等证。痛风性关节炎治疗的方法各有利弊，急性期西医使用秋水仙碱、非甾体类抗炎药及皮质激素，以减少渗液，并有抗炎、抗损害的作用，起效快，但停药后易复发，大量长期服用有明显的胃肠道反应和肝肾毒性作用。中医药治疗痛风疗效确切，毒副作用小，患者易于接受。中医外治与内治相辅相成，使患者局部受到药物或物理直接刺激，药力直达患处，简便易行，安全可靠，副作用小，不伤脾败胃，避免久服、过服寒凉克伐之品导致脾肾进一步亏虚，适用于年老体弱者。治疗期间，嘱患者避免进食高嘌呤食物（如动物内脏、海产品、浓肉汤等），忌饮啤酒，多饮水，少喝汤，保持良好情绪，适当休息，防寒保暖，避免劳累，避免服用抑制尿酸排泄的药物。

第十九节　女性更年期综合征

女性更年期综合征是指妇女在绝经期或其后，因卵巢功能逐渐衰退或丧失，以致雌激素水平下降所引起的以自主神经功能紊乱、代谢障碍为主的一系列证候群。根据临床表现，本病属于中医学"绝经前后诸证"范畴。本病的发生是妇女在绝经前后，肾气逐渐衰竭，冲任亏虚，精血不足，天癸渐绝，月经将断而至绝经所出现的生理变化，但有些女性由于体质或精神因素以及其他因素的影响，一时不能适应这些生理变化，使阴阳失去平衡，脏腑气血功能失调而出现一系列脏腑功能紊乱的证候。

1.临床诊断

（1）病史：仔细询问症状、治疗所用药物。询问月经史、绝经年龄、婚育史、既往史，即是否切除子宫或卵巢，有无心血管疾病史、肿瘤史及家族史。

（2）体格检查：包括全身检查和妇科检查。对复诊3个月未行妇科检查者，必须进行复查。

（3）实验室检查：激素水平的测定。

2. 中医分型

（1）肝郁胆虚证：情绪抑郁，欲哭喜叹息，心悸胆怯，坐卧不宁，胸胁、乳房胀痛，月经紊乱。舌红，苔薄，脉弦细。

（2）肾亏肝旺证：头晕头痛，耳鸣，五心烦热，烘热汗出，急躁易怒，心悸失眠，月经紊乱，腰腿酸软。舌红，苔薄黄，脉细弦数。

（3）心脾两虚证：心悸不寐，恍惚健忘，表情淡漠，倦怠乏力，纳呆食少，或见经血淋漓不尽。舌淡，苔白，脉细。

（4）肾阴阳两虚证：头昏目花，耳鸣健忘，腰膝酸软，形寒恶热，月经闭止，性欲减退。舌淡红，苔薄，脉沉细无力。

一、药物外治法

（一）穴位注射法

处方 224

复方当归注射液。肾俞，肝俞，心俞，脾俞，三阴交，足三里，太溪，中极。耳穴：内生殖器，内分泌，缘中，肾，肝，卵巢，丘脑，交感。

【操作】穴位常规消毒，用 10ml 注射器配 6 号针头，吸取复方当归注射液，选准穴位，右手持注射器垂直或斜刺穴位。深度为 0.3~1cm，待出现酸、麻、胀感后抽取无回血再缓慢将药液 0.5~2ml 推入穴位深部，拔出针后用酒精棉球压迫针口 1~2 分钟。每次取 2 对穴位，1 对背俞穴配 1 对体穴，交替配穴，隔日 1 次，10 次为 1 个疗程。连续观察 3~6 个疗程。

【适应证】心脾两虚型更年期综合征。

【注意事项】①严格遵守无菌操作规则，防止感染。②实施穴位注射时，应该向患者说明本疗法的特点和注射后的正常反应，如注射局部出现酸胀感，4~8 小时内局部有轻度不适，或不适感持续较长时间，但是一般不超过 1 天。

【出处】倪青.《内分泌诊疗全书》中国中医药出版社.

（二）穴位贴敷法

处方 225

景衣安神散：红景天 10g，沉香 10g，郁金 10g，远志 10g，石菖蒲 10g，朱砂 5g，薰衣草 10g。

【用法】上药物共研末，透皮标准定为 100 目，贮瓶备用。治疗时取上药末适量，再滴入温清水适量，调成糊状。外盖医用透气胶带，每次取 1g 药物，于午后 18 时贴于神阙、内关、涌泉穴。每次贴 6~8 小时，每天 1 次，7 天为 1 个疗程。

【主治】更年期综合征各种证型。

【注意事项】皮肤溃破及对药物过敏者禁用。

【出处】倪青.《内分泌诊疗全书》中国中医药出版社.

二、非药物外治法

（一）耳针疗法

处方 226

耳穴：内分泌，神门，交感，皮质下，心，肝，脾，肾。

【操作】每次选 3~4 穴，隔日针刺 1 次，或耳穴埋针或耳穴贴压王不留行籽。

【主治】女性更年期综合征各种证型。

【注意事项】注意适度节食和运动，规律作息，养成良好的生活习惯。

【出处】倪青.《内分泌诊疗全书》中国中医药出版社.

处方 227

耳穴：内生殖器、内分泌、交感、神门等。

【操作】用探穴笔找出穴位敏感点，先用 75% 乙醇局部消毒，并去油脂，然后待皮肤干后，贴压王不留行籽，胶布固定。每周贴换 1 次，双耳交替运行。患者每日自行按压 3 次，每次 15 分钟，以耳轮热胀有微痛感为度，每 4 周为 1 个疗程。

【适应证】肝肾阴虚型、心肾不交型女性更年期综合征。

【注意事项】治疗期可佐以心理疏导。

【出处】《中医杂志》2009，50：164–165.

处方 228

主穴取皮质下，内分泌，内生殖器，肾；配穴取对屏尖，交感，神门。

【操作】探棒寻找所选穴位敏感点并标记，碘伏消毒耳廓，晾干后，镊子夹取正方形（5mm×5mm）医用胶带（中心粘有王不留行籽）对准穴位敏感点，顺耳穴走行方向适度加压使其固定，嘱患者按压 3~5 次 / 天，按压时间至少每次每穴 20 秒，力度至耳部出现发热、胀麻、酸痛为度，每 3 天换 1 次，每周贴 2 次，中间停休 1 天，双耳交替贴压。

【适应证】女性更年期综合征各种证型。

【注意事项】过敏者禁用。

【出处】《现代中西医结合杂志》2019，28（32）：12–19.

（二）针刺疗法

处方 229

背俞穴，三阴交，神门，中极，太冲。

【操作】患者取坐位，在背部选取相应穴位后，用 75% 乙醇常规消毒，选用 1 寸毫针平刺进针，再嘱患者取仰卧位，局部消毒后，选用 2 寸毫针直刺进针，均为平补平泻手法，得气后留针 40 分钟。

【适应证】各种证型女性更年期综合征。

【注意事项】针刺期间生活作息规律。

【出处】《针灸临床杂志》2005，21（11）：39.

处方 230

百会，人中，内关，神门，合谷，中脘，关元，足三里，三阴交，涌泉。

【操作】使用平补平泻法。

【适应证】女性更年期综合征各种证型。

【注意事项】遇经期则暂停针刺。

【出处】《世界医学信息文摘》2019，50（19）：132-134.

处方 231

三阴交，足三里，百会，肾俞，关元。

【操作】针刺，隔日 1 次，连续治疗 3 个月。

【适应证】女性更年期综合征各种证型。

【注意事项】注意适度节食和运动，规律作息，养成良好的生活习惯。如遇经期则暂停针灸。

【出处】《中医中药研究》2018，10（23）：118-119.

（三）推拿疗法

处方 232

百会，命门，气海，太冲，涌泉，足三里，三阴交。心悸烦躁者配内关、神门。

【操作】找准穴位，每穴用拇指按揉法按揉，按摩动作规范。每日 1 次，每次 3~5 分钟。7 天为 1 个疗程，共治疗 3 个疗程。

【适应证】女性更年期综合征各种证型。

【注意事项】掌指部与前臂部须静止性用力，注意力应集中在掌指部，振动频率应快，动作应轻柔，不可用力过猛。

【出处】倪青.《内分泌诊疗全书》中国中医药出版社.

处方 233

足三里，三阴交，太冲，太溪，合谷。

【操作】每穴用拇指按揉法，嘱患者自行按揉 2~3 次 / 天，每穴 2 分钟，找准穴位，按摩动作规范，2 周为 1 个疗程。连续 4 个疗程。

【适应证】女性更年期综合征各种证型。

【注意事项】①掌指部与前臂部需静止性用力。以指掌部自然压力为度，不施加额外压力。②注意力要高度集中在掌指部。③应有较高的振动频率。④操作后术者感到身体倦怠，疲乏无力，要注意掌握好操作时间，不可过久运用。

【出处】《名医》2019，12（23）：17.

（四）振腹法

处方 234

中脘、气海、关元、天枢、中极等穴位。

【操作】术者取坐位，肘关节自然屈曲，以前臂肌肉的不自主痉挛带动腕关节小幅度、高频率振动，通过手掌持续作用于腹部穴位。术者手掌置于患者腹部，以劳宫穴对着患者神阙穴。以各个手指指端作用于腹部的中脘、气海、关元、天枢、中极等穴位。操作时连续快速颤动，400~600 次 / 分钟，持续 15 分钟。以上治疗每周 3 次，10 次为 1 个疗程，治疗 3 个疗程。

【适应证】更年期综合征各种证型。

【注意事项】①掌指部与前臂部需静止性用力。以指掌部自然压力为度，不施加额外压力。②注意力要高度集中在掌指部。③应有较高的振动频率。④操作后术者感到身体倦怠，疲乏无力，要注意掌握好操作时间，不可过久运用。

【出处】倪青.《内分泌诊疗全书》中国中医药出版社.

综合评按：更年期综合征属中医学"绝经前后诸证"范畴，是妇科临床常见病、多发病。中医外治法副作用小，且疗效显著。近年来，中医学者对运用外治疗法治疗本病进行多方面的研究，并取得了可喜的进展。中医外治法由来已久，早在《素问·至真要大论篇》便有"内者内治，外者外治"之说。一般认为，外治是与内治（口服给药）相对而言的治疗方法，如针灸、推拿及药物的熏、熨、敷、贴等均属外治范围。外治法具有作用迅速、疗效显著、副作用少、运用方便、操作简单、取材容易、能够直接观察、随时掌握等多种优点，受到广大中医药工作者的普遍重视。结合上述办法，治疗更年期综合征的中医外治法有很多，且疗效较好。一方面，采用针刺、推拿按摩等中医外治法，是与其舒筋活络、活血化瘀、运行全身气血、调整阴阳的治疗作用有关；另一方面，更年期综合征属心身医学范畴，其发病不但有生理因素，而且与精神心理因素密切相关，所以其疗效与通过外治达到心里暗示、转移注意力等因素也有关。在治疗本病的同时，须保持乐观的情绪，避免过度劳累与不良精神刺激也是防本病复发的关键。更年期综合征是一系列脏腑功能紊乱的证候，中医内治之法配合耳穴压豆、针刺、穴位推拿等中医外治之法，体现了中医整体观念的基本特点，临床上收效颇佳。

第二十节　多囊卵巢综合征

多囊卵巢综合征是一组具有多种临床表现的疾病，古籍中对此病没有形成系统的认识，由于其临床表现多种多样，现今中医学界对其命名仍然尚未达成共识，故多囊卵巢综合征散见于中医学的"月经后期""闭经""崩漏""癥瘕""不孕"等疾病中，属于上述疾病的范畴。现今主流观点大多认为多囊卵巢综合征的发病与肝、脾、肾三脏关系密切，其中尤以肾为主。肾主生殖，经水出诸肾，肾阳虚，命门火衰，冲任失于温煦，可致宫寒不孕；若肾阳不足，不能上暖脾土，或素体脾气亏虚，失于健运，聚湿生痰，痰湿阻滞冲任胞宫，可致闭经不孕；女子以肝为先天，若素性忧郁或恚怒伤肝，可致肝气郁结，失于疏泄，横犯脾胃，运化失司，湿聚痰盛则形胖；郁化火犯肺，肺经郁火蒸腾颜面，可表现为面部痤疮；乙癸同源，肝肾阴虚，血海不足，疏泄失常亦可致月经不调。

1. 临床诊断

（1）月经及排卵异常，可见初潮后多年月经仍不规律，有月经稀少和（或）闭经、功能性子宫出血、无排卵、不孕等表现。

（2）上唇、乳晕、胸或腹部中线等处体毛增加且粗黑，油脂性皮肤或痤疮，或见外阴、腋下、颈后等处皮肤增厚、褐色色素沉着的黑棘皮症表现，实验室检查可有高雄激素血症。

（3）超声或腹腔镜检查可见卵巢呈多囊样改变。

（4）常于青春期起病，育龄妇女多见。

（5）可伴有肥胖、高胰岛素血症、泌乳素（PRL）升高、促性腺激素水平失调，卵泡刺激素（FSH）水平正常或偏低，黄体生成素（LH）水平增高，LH/FSH 比值大于 2。

（6）排除其他原因引起的高雄激素血症，例如卵巢或肾上腺分泌雄激素的肿瘤、先天性肾上腺皮质增生症、库欣综合征、特发性多毛、高泌乳素血症、甲状腺功能异常、药物性所致等。

（1）~（3）条中具备两条或以上，且满足（6）即可做出多囊卵巢综合征的诊断。

2. 中医分型

（1）肾虚证：月经后期，周期后延，量少，色暗淡或清稀或鲜红，甚或闭经，或婚久不孕。倦怠乏力，腰膝酸软，肥胖，多毛，畏寒肢冷，带下清稀，大便溏稀，夜尿频多，性欲冷淡，头晕耳鸣，五心烦热，失眠多梦。舌淡，苔薄白，脉沉细，或舌红，苔少，脉细数。

（2）脾虚证：月经由稀发到闭经，或月经周期后延，或见崩漏，血色淡，质清稀，伴原发不孕，带下清稀量多，性欲减退，面色晦暗，形体肥胖，神疲嗜睡，腰脊酸冷，畏寒肢冷，小腹冷感，纳呆便溏。舌体胖大，舌质淡，苔薄白或白腻，脉沉或细弱。

（3）肝郁证：情绪烦躁抑郁，喜太息，月经失调，周期后延，由稀发量少而逐渐至闭经，或见崩漏，经量多少不一，甚或闭经，或婚久不孕。胸胁乳房胀痛，或经行腹痛，毛发浓密，形体肥胖，或面部痤疮，口干口苦，大便秘结。舌红，苔薄白或薄黄，脉弦或数。

一、药物外治法

（一）外敷疗法

处方 235

透骨草 30g，草乌 20g，川乌 20g，三棱 15g，莪术 15g，乳香 15g，没药 15g，五加皮 20g，续断 30g，丹参 30g，血竭 15g，牛膝 20g，红花 15g，牡丹皮 15g。

【用法】上述药共研为细末，装入布袋扎口，蒸 30 分钟，温度适宜敷小腹，每日 1 次，1 次 30~40 分钟，15 天为 1 个疗程。

【适应证】多囊卵巢综合征各种证型。

【注意事项】皮肤溃烂者、过敏者禁用。

【出处】倪青.《内分泌诊疗全书》中国中医药出版社.

（二）灌肠疗法

🥣 **处方 236**

紫石英 15g，鹿角片 10g，淫羊藿 10g，怀山药 30g，川断 10g，橘红 10g，花椒 15g，生山楂 30g，牡丹皮 10g，丹参 30g，皂角刺 20g，熟大黄 10g，北柴胡 10g，怀牛膝 10g，清半夏 10g。

【操作】1 天 1 剂，浓煎至 150ml，药温为 39~41℃时保留灌肠，21 天为 1 个疗程，连续治疗 3~6 个疗程。

【适应证】多囊卵巢综合征各种证型。

【注意事项】灌肠时进药速度要慢，药物滴入后要让患者侧卧 30 分钟，以便药液保留。

【出处】《中医外治杂志》2009，18（3）：36.

（三）穴位注射法

🥣 **处方 237**

中极、关元、子宫、三阴交、气海等穴。

【操作】从月经周期第 4 天开始每日选择 2 个治疗穴位。选用 5ml 一次性注射器将 75 单位注射用尿促性素用生理盐水稀释至 2ml。常规消毒穴位皮肤，快速刺入穴位皮下，缓慢进刺提插后产生酸麻重胀感，回抽无血，将药液快速推入。每个穴位各注射 1ml，出针后压迫止血，并按摩 3~5 分钟。从月经第 10 日开始 B 超监测卵泡。根据卵泡发育情况，调整剂量，直至单个或少个优势卵泡发育成熟，肌内注射人绒毛促性腺激素排卵。

【适应证】多囊卵巢综合征各种证型。

【注意事项】年老体弱及初次接受治疗者，最好取卧位，注射部位不宜过多，以免晕针。有出血倾向者，新伤骨折、瘢痕、恶性肿瘤局部、静脉曲张、体表大血管处、局部皮肤弹性差者禁用。皮肤过敏者、外伤、溃疡处禁用。

【出处】《辽宁中医杂志》2006，33（1）：101-102.

二、非药物外治法

（一）艾灸疗法

处方 238

神阙，关元，中极，命门，肾俞，脾俞，血海，次髎。

【操作】每次选 3~5 个穴位，采用温和灸，每次灸 20~30 分钟，隔日 1 次。

【适应证】脾虚、肾虚型多囊卵巢综合征。

【注意事项】小儿或患有皮肤感觉减退者慎用。在施灸过程中若不慎灼伤皮肤，致皮肤起透明发亮的水疱，须注意防止感染。

【出处】倪青.《内分泌诊疗全书》中国中医药出版社.

（二）针刺疗法

处方 239

中极、子宫、关元、复溜、丰隆、三阴交、足三里等穴。

【操作】除关元采用补法外其余穴位均采用平补平泻法，用一次性针灸针进行操作，常规消毒，垂直进针 4~5mm，得气后留针 30 分钟，1 天 1 次，月经周期第 5 天开始治疗。

【适应证】肥胖型多囊卵巢综合征。

【注意事项】皮肤过敏及破溃者禁用。

【出处】《陕西中医》2017，38（5）：667–669.

处方 240

关元，中极，子宫，三阴交，血海，命门，肝俞，然谷。

【操作】于月经周期第 14 天开始，每日 1 次，每次留针 30 分钟，连续 3~5 天，平补平泻或加电针。

【适应证】肝肾亏虚型多囊卵巢综合征。

【注意事项】皮肤过敏及破溃者禁用。

【出处】倪青.《内分泌诊疗全书》中国中医药出版社.

处方 241

关元、气海、中极、归来、子宫、合谷、三阴交等穴。

【操作】用毫针行平补平泻法，于上次月经后开始至下次月经来潮治疗，1天1次，每周6次，3个月为1个疗程。

【适应证】肝郁化火型多囊卵巢综合征。

【注意事项】月经期停止针刺。

【出处】《世界科学技术–中医药现代化.中医研究》2018，20（7）：1220–1224.

处方 242

主穴：关元、三阴交。配穴：肾俞，血海，气海，脾俞，太冲，命门，丰隆，足三里。

【操作】用毫针补泻法，常规消毒后针刺，有效保留20分钟，每隔1天治疗1次，连续治疗1周为1个疗程。

【适应证】肝郁肾虚型、痰阻血瘀型多囊卵巢综合征。

【注意事项】月经期停止针刺。

【出处】《中国中医药现代远程教育》2014，12（19）：129–131.

处方 243

关元，子宫，大赫，归来，合谷，血海，行间。

【操作】主要用毫针平补平泻法。

【适应证】气滞血瘀型多囊卵巢综合征。

【注意事项】有出血倾向的疾病患者禁用，新伤骨折、瘢痕、恶性肿瘤局部、静脉曲张、体表大血管处、局部皮肤弹性差者禁用。妇女月经期下腹部慎用。心、肾、肝严重疾病以及高热抽搐者禁用。皮肤过敏、外伤、溃疡处禁用。大出血、过饱、大汗、大渴、过饥、酒醉和过劳时禁用。

【出处】倪青.《内分泌诊疗全书》中国中医药出版社.

（三）穴位埋线

处方 244

天枢，水道，带脉，关元，肾俞，足三里，丰隆。

【操作】将 4-0 号外科科吸收羊肠线剪成 1~1.5cm 备用，用 7 号注射针头和 40mm×50mm 平头针灸针做成穿刺针备用。将剪好的羊肠线从注射针头的针尖端穿入，用聚维酮碘棉签消毒穴位皮肤，将穿过羊肠线的注射针头刺入穴位内 1.2~1.6cm，手指推平头针灸针柄，将羊肠线推入穴位内拔出穿刺针，继续下个穴位的消毒、埋线。半个月 1 次，月经期顺延，治疗 3 个月经周期。

【适应证】痰湿型多囊卵巢综合征。

【注意事项】月经期停止针刺。

【出处】《中华中医药学刊》2012，30（9）：36-37.

处方 245

第 1 组穴位：关元，中极，肝俞，三阴，足三里。第 2 组穴位：卵巢穴，阴陵泉，脾俞，肾俞，天枢，丰隆。

【操作】针刺前准备 7cm 羊肠线，准备埋线穿刺针，将羊肠线置入针管，开始治疗选第 1 组穴位进行针刺，进针深度应达到 1.5cm，再次治疗选第 2 组穴位，两组交替进行，使羊肠线充分吸收，并在三餐前充分按摩穴位，每 10 天 1 次，3 个月为 1 个疗程。

【适应证】多囊卵巢综合征各种证型。

【注意事项】年老体弱、久病体虚、皮肤破溃者禁用。

【出处】《中国实用医药》2019，12（14）：59.

（四）耳穴压豆法

处方 246

皮耳穴：皮质下，胃，肾，子宫，缘中，大肠。

【操作】用 75% 乙醇对耳廓进行常规消毒，皮肤干燥后在穴位上贴粘有王不留行籽的胶布，3 天治疗 1 次，两组穴位交替贴压，每次按压 50 下，每天按压 3 次，均以 3 个月经周期为 1 个疗程。

【适应证】肥胖型多囊卵巢综合征。

【注意事项】有出血倾向者，新伤骨折、瘢痕、恶性肿瘤局部、静脉曲张、体表大血管处、局部皮肤弹性差者禁用。皮肤过敏者、外伤、溃疡处禁用。

【出处】《陕西中医》2017，38（5）：667–669.

（五）推拿疗法

处方 247

肝俞、肾俞、脾俞、血海、腰阳关、天宗、三阴交、八髎穴等。

【操作】患者俯卧位，小腹部用枕头垫起，医者在患者左侧站立，按揉肝俞、肾俞、脾俞、血海、腰阳关、天宗、三阴交等穴位，也可用一指禅法，每穴操作 2~3 分钟，并揉或擦骶部的八髎穴。

【适应证】脾虚型、肾虚型多囊卵巢综合征。

【注意事项】年老体弱，久病体虚，皮肤过敏者、外伤、溃疡处禁用。

【出处】倪青.《内分泌诊疗全书》中国中医药出版社.

处方 248

气海、中极、关元、神阙、子宫穴等。

【操作】患者取仰卧位，医者在患者的右侧，五指并拢，按压气海、中极、关元，然后用掌心按压神阙穴，每穴操作 2~3 分钟。子宫穴采用点法按摩，操作 3 分钟。对于痰湿阻滞者，可沿下肢足太阴脾经循行部位，以直擦法操作 5~8 分钟；肝郁化火者，则沿下肢足厥阴肝经循行部位，操作同前。

【适应证】肾虚型多囊卵巢综合征。

【注意事项】年老体弱，久病体虚，皮肤过敏者、外伤、溃疡处禁用。

【出处】倪青.《内分泌诊疗全书》中国中医药出版社.

处方 249

肾俞、肝肾、命门、足三里、三阴交、关元、中极等。

【操作】患者取坐位，以双手拇指点按肾俞、肝肾，横搓命门穴，提拿法点按足三里、三阴交。患者取卧位，施用颤法点按关元、中极。

【适应证】脾虚、肾虚型多囊卵巢综合征。

【注意事项】年老体弱、久病体虚、皮肤破溃者禁用。

【出处】倪青.《内分泌诊疗全书》中国中医药出版社.

综合评按：多囊卵巢综合征属于多基因异常倾向的代谢性疾病，调整月经周期、抑制高雄激素水平、改善胰岛素抵抗、促排卵以及手术治疗，在临床上效果尚可，目前对于本病的治疗可以达到临床痊愈，但病程缠绵，症状可困扰患者多年，且尚无明确的治疗方法能防止其复发，因此治疗当以安全、不良反应少为基本原则。中医外治之法具有无毒副作用、直达病所、作用迅速、简便廉验之效能。外敷法药物作用持久，通过皮肤腠理及脐部动、静脉吸收。灌肠法通过肠黏膜，使药物直接进入肝肠循环，迅速起效。灸法以气温通经穴，效果自不待言。穴位注射兼有药物、针刺的双重作用。多囊卵巢综合征是一种慢性疾病，当采取中西医结合治疗，同时积极开展中药外治，通过物理的、化学的、天然的、人工的、电能的、磁力的多方法，多途径给药，冀以提高治疗效果。

第二十一节　乳腺增生

乳腺增生属于中医学"乳癖"范畴，中医认为乳房的发育、生长、衰萎受五脏六腑之精气支配，其中肾的先天精气、脾胃的后天水谷精气、肝的藏血与疏调气机对乳房的生理病理影响最大。乳房与经络联系广泛而密切，乳房及其周围经络纵横，腧穴密布，其与足阳明胃经、足少阴肾经、足厥阴肝经及冲任二脉关系最为密切。乳腺增生是一种男女两性都会发生的内分泌系统疾病，分为男性乳腺增生和女性乳腺增生，主要以乳腺包块和疼痛为主症，约占乳腺疾病的70%以上，WHO命名为良性乳腺结构不良。西医学认为乳腺增生与乳腺对相关激素的应答性反应有关。

1. 临床诊断

（1）女性乳腺增生：女性乳腺增生症可根据其临床表现做出诊断。其主要表现为乳腺疼痛，乳腺肿块，溢乳。

（2）男性乳腺增生：第一步先要确定病理性增大的乳腺并非只有脂肪组织而是有乳腺组织。男性生理性发育的乳腺应是可触及乳晕下坚实的乳腺组织，底端游离，直径大于 2cm。乳腺脂肪沉淀与乳腺发育很相似，但是并没有腺体组织，这种情况常见于身材肥胖的男性。通常的检查方法是让男性仰卧，检查者以拇指和食指沿乳腺两侧底部向乳头方向缓慢滑动，如果在乳晕下触及坚实可移动的盘状组织，即可确定为乳腺发育。如果触诊不能做出判断，乳腺 X 线照片或超声波检查可以进行鉴别。正常男子乳腺组织在乳腺 X 线照片显示为可透过 X 线的含有少量管状细条带的均一组织。若只显示出透 X 线的脂肪组织而不含细条带，则为脂肪组织。如果是乳腺发育，早期 X 线影像与正常男性乳腺组织相似，只是乳腺组织增大，到晚期时则密度增高，密度影或均匀或不均匀。

2. 中医分型

女性乳腺增生

（1）肝肾不足，冲任失调证：乳房胀痛，月经紊乱，腰膝酸软，有时会伴有肾阳虚或阴虚证。舌淡，苔白或少苔，脉濡细。

（2）肝郁气滞证：平素情志抑郁，乳房疼痛或肿块随经期或情绪而变化，疼痛连及两胁肋，心烦口苦。舌红，苔薄黄，脉有弦象。

（3）阳虚痰凝证：病情绵长，反复发作，恶寒怕冷，食欲不振，自觉喉间有痰难咯。舌淡，苔白或腻，脉滑或弱。

（4）痰凝血瘀证：病程较长，肿块较大且疼痛剧烈，月经不调，或有血块。舌暗，脉沉弦。

男性乳腺增生

（1）肝肾不足证：腰膝酸软，舌淡苔薄或无苔，脉细弱。

（2）气滞痰凝证：心烦易怒，乳腺部以胀痛为主，疼痛可牵扯及胁部，舌红苔薄黄，脉弦细。

（3）肝气瘀阻证：病程长，结块质硬疼痛，舌暗有瘀斑，脉弦涩。

一、药物外治法

（一）中药外敷石膏固定疗法

🥣 **处方 250**

檀香 6g，香附 20g，紫苏叶 12g，陈皮 20g，白芷 20g，吴茱萸 6g，丁香 6g，丹参 20g，石膏粉 200g，150ml 温水。

【用法】将上除石膏外的中药粉加入温水 50ml，调制成中药膏。另取石膏粉 200g 加入 100ml 温水调剂制成石膏糊。治疗时，将中药膏均匀外敷于患侧乳房部位，中药膏涂抹面积应大于乳腺组织，再将石膏糊覆盖于药膏之上，石膏糊涂抹面积应小于中药膏覆盖面积，以防烫伤，待石膏糊呈半固态化后（需 4~5 分钟），在乳房局部辅助使用红外线灯照射 30 分钟，以促进药物吸收，增强治疗效果。

【适应证】乳腺增生病各种证型。

【注意事项】孕妇及哺乳期妇女禁用，皮肤溃烂者、过敏者禁用。

【出处】《襄阳职业技术学院学报》2019，11（4）：71.

（二）中药离子导入法

🥣 **处方 251**

公丁香、肉桂、莪术、青皮、乳香、全瓜蒌各 20g。取穴：屋翳，乳根，期门。

【用法】将以上药物放入 1000ml75% 乙醇中浸泡 72 小时制为酊剂备用。用适量的中药酊剂浸泡药垫，将浸泡好的一面置于离子导入仪的正极、负极上。治疗时，将药垫另一面分别置于治疗穴位，接通电源，电流大小以患者病变部位有温热、麻痛及放射样感觉为宜，每次治疗时间为 20 分钟。每个月经周期治疗 15 次，1 个月经周期为 1 个疗程。

【适应证】乳腺增生各种证型。

【注意事项】月经周期停止治疗。

【出处】《中医药学报》2017，45（2）：61-64.

（三）中药消癖乳罩法

🥣 **处方 252**

酒大黄、乳香、没药、王不留行、莪术、香附、薄荷油等按一定比例配置。

【用法】每日佩戴上述中药乳罩，每天佩戴 8 小时以上。含药布垫 3 天一换。佩戴中药乳罩 1 个月为 1 个疗程。

【适应证】乳腺增生病各种证型。

【注意事项】孕妇及哺乳期妇女禁用，皮肤溃烂者、过敏者禁用。

【出处】《中国医药指南》2018，16（19）：12.

二、非药物外治法

（一）艾灸疗法

🥣 **处方 253**

双侧足三里穴。

【操作】将清艾条一端点燃，对准一侧足三里穴，在距离皮肤 0.5~1 寸处施灸，使患者局部皮肤有温热、舒适感便可，一般每侧灸 15~20 分钟，使皮肤稍呈红晕即可，1 天 2 次，7 天为 1 个疗程，共治疗 2 个疗程。

【适应证】乳腺增生疼痛。

【注意事项】施灸时注意避风，月经期停用。

【出处】《中国实用医药》2015，10（15）：195-196.

（二）推拿疗法

🥣 **处方 254**

膻中，乳根，乳中，日月，期门，渊腋，肩井。

【操作】患者月经干净后实施穴位按摩，取上述穴位行掐、拿、推、捏、揉、按、点等手法按摩，注意力道均匀有力，有适中得气感为宜，1 天 1 次，每次 20 分钟，治疗 24 天为 1 个疗程，连续治疗 3 个月。

【适应证】乳腺增生各种证型。

【注意事项】月经周期停止治疗。

【出处】《中国现代药物应用》2019，13（4）：146-147.

处方 255

屋翳，乳根，云门，天池，中府，膻中，渊腋，肩井，足三里。

【用法】擦洗后先进行胸部环形按摩，每次 10~15 分钟，随后采用点、揉、按、推的手法按摩上述穴位，按摩力度适中，以局部皮肤微红为度，再配合按摩渊腋、肩井、足三里等穴位。穴位按摩隔日 1 次，每穴 3 分钟，共 15~20 分钟 1 次。

【适应证】肝郁脾虚型乳腺增生。

【注意事项】月经周期停止治疗。

【出处】《世界最新医学信息文摘》2015，15（51）：144.

（三）针刺疗法

处方 256

主穴：膻中，人迎，双侧乳根。配穴：足三里，阴陵泉，丰隆，太冲，内关。

【操作】患者取仰卧位，常规消毒后，选用 0.25mm×40mm 针灸针进行针刺治疗。乳根向如乳头方向斜刺约 20mm，行捻转泻法；膻中向下平刺约 30mm，行捻转泻法；针刺人迎时应避开颈动脉，向内直刺 15mm，行捻转泻法；足三里、阴陵泉和丰隆直刺约 35mm，得气后施捻转补法；太冲直刺约 20mm，行捻转泻法；内关直刺约 30mm，行捻转泻法。针刺后留针 30 分钟，每 10 分钟行针 1 次，行针时间约 1 分钟，针刺治疗每天 1 次，7 天为 1 个疗程。

【适应证】气滞痰凝型乳腺增生。

【注意事项】针刺深度约 15mm，不宜针刺过深，起针时切忌同时按压双侧人迎。

【出处】《中华针灸电子杂志》2015，4（2）：36-37.

综合评按：乳腺增生是妇女常见病、多发病，本病可发生于青春期开始以后的任何年龄女性，但以中年妇女最为常见。乳腺增生归属于中医

"乳癖"的范畴。《外科正宗》云："乳癖乃乳中结核，形如丸卵，或坠垂作痛，或不痛，皮色不变，其核随喜怒消长。"本病多由情志内伤、肝郁气滞、阳明热盛、脾肾阳虚、肝肾阴虚所致。目前治疗乳腺增生病多采用中药内服与外治相结合的方法，二者可相辅相成。外治法更能直接作用于病变部位，以达到化痰散结的目的，因而是治疗本病的主要方法之一。中药乳罩法简便而易于携带，随时可用，是乳病的一个特殊治疗方法，据报道用本法治疗乳腺增生病413例，总有效率为92.01%，值得推广应用。乳腺增生病病程较长，效果缓慢，故宜在应用外用药的同时，配合内服药，以调整机体功能，缩短病程，提高疗效。

《当代中医外治临床丛书》
参编单位

（排名不分先后）

总主编单位

河南大学中医药研究院

开封市中医院

北京中医药大学深圳医院

中华中医药学会慢病管理分会

海南省中医院

副总主编单位（排名不分先后）

北京中医药大学

山东中医药大学

黑龙江中医药大学

四川省第二中医医院

南阳理工学院张仲景国医国药学院

河南省中医糖尿病医院

河南省长垣中西医结合医院

甘肃省兰州市西固区中医院

河北省馆陶县中医院

湖北省武穴市中医院

南京中医药大学

河南大学中医院

辽宁中医药大学

浙江省义乌市中医医院

湖北省英山县人民医院

江西省高安市中医院

甘肃省兰州市中医医院

河南省开封市儿童医院

湖北省咸宁市中医院

中日友好医院

编委单位（排名不分先后）

河南省中医院

南阳理工学院张仲景国医国药学院

开封市中医糖尿病医院

广东省深圳市妇幼保健院

河南省开封市第五人民医院

河南省郑州市中医院

河南省项城市中医院

河南省荥阳市中医院

山东省聊城市中医院

中国人民解放军陆军第 83 集团军医院

甘肃省兰州市西固区中医院

成都中医药大学

江苏省扬州市中医院

江苏省盐城市中医院

江苏省镇江市中医院

河北省石家庄市中医院

河南省三门峡市中医院

河南省三门峡市颐享糖尿病研究所

河南省安阳市中西医结合医院

河南省林州市人民医院

广州中医药大学顺德医院附属均安医院

河南省南阳市中医院

河南省南阳名仁医院

河南省骨科医院

河南省濮阳市中医院

四川省南部县中医院

贵州省福泉市中医院

浙江省义乌市中医医院

海南省三亚市中医院

黑龙江省安达市中医医院

湖北省天门市中医医院

湖北省老河口市中医医院

深圳市罗湖区中医院